竟然是
脊椎
惹的祸

软组织伤病的防治

张国龙　主编

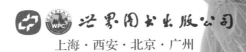

世界图书出版公司

上海·西安·北京·广州

图书在版编目（CIP）数据

竟然是脊椎惹的祸：软组织伤病的防治 / 张国龙主编 . —上海：上海世界图书出版公司，2021.6
ISBN 978-7-5192-8523-4

Ⅰ . ①竟… Ⅱ . ①张… Ⅲ . ①脊柱病－软组织损伤－防治 Ⅳ . ①R681.5

中国版本图书馆 CIP 数据核字（2021）第 076023 号

书　　名	竟然是脊椎惹的祸——软组织伤病的防治
	Jingran shi Jizhui Re de Huo—Ruanzuzhi Shangbing de Fangzhi
主　　编	张国龙
责任编辑	李　晶
装帧设计	袁　力
出版发行	上海世界图书出版公司
地　　址	上海市广中路 88 号 9-10 楼
邮　　编	200083
网　　址	http://www.wpcsh.com
经　　销	新华书店
印　　刷	杭州宏雅印刷有限公司
开　　本	890 mm × 1240 mm　1/32
印　　张	6.5
字　　数	150 千字
版　　次	2021 年 6 月第 1 版　　2021 年 6 月第 1 次印刷
书　　号	ISBN 978-7-5192-8523-4/R · 579
定　　价	60.00 元

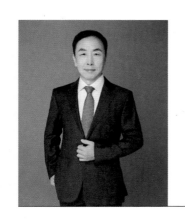

　　张国龙，主任医师。联勤保障部队大连康复疗养中心全军软组织伤病康复中心主任，首批中国好军医和联勤保障部队"十大服务标兵"、全国首届"白求恩式好医生"提名奖、全军优秀专业技术人才、第七届世界军人运动会医疗会诊专家。《中国疗养医学》杂志第六届编委会副主任委员、中华中医药学会针刀医学分会常委、世界中医药学会联合会疼痛康复专业委员会常务理事等职。总结出了软组织伤病的四步定位诊断法和四维疗法、脊柱定位调适平衡法、结构针刺法、全身麻醉状态下的银质针疗法等，创新了软组织伤病的理论和填补了临床诊疗技术空白；多次代表我军作为医疗专家和专家组组长执行援外医疗任务，为弘扬中医药文化和中医的国际化发展做出重要贡献，被国家外交机构评为"公共医疗外交的典范"。编写专著5部、发表核心期刊及SCI论文52篇、获军队科技进步奖1项、国家专利1项、荣获厄瓜多尔"武装力量之星"最高荣誉勋章2次、荣立二等功2次、三等功2次。其先进事迹被新华社、解放军报、中央电视台、每日电讯报、消息报、真理报等中外中央级媒体多次报道。

编委会名单

主 编
张国龙

编 委
（按姓氏笔画为序）

王弘伯　李中正　李启升
林　虹　林　勇

序　言

软组织伤病，几乎每个人的一生中，都会患有此病，可以说："没有有无之别，只有轻重之分"。

近年来，由于电脑、智能手机的普及、生活和工作方式的改变，脊柱软组织伤病的发病率越来越高，症状也越来越复杂，越来越严重。不单是疼痛和麻木，有些时候疾病是如此让人不可思议，那些反复折腾，让患者长年累月深受其痛苦的病，怎么查都查不明白的病，有可能竟是脊椎引起的。

一位71岁的老者，耳聋，生活很不方便，经查竟然是颈椎错位引发，经6次手法及2次针刀治疗后患者听力、睡眠恢复正常，颈痛也完全消失，连依赖好几年的助听器也摘掉了。

一位42岁的医生，右侧持续牙痛，之前曾到多家医院口腔科就诊均未查出明确病因，最后，确诊为颈源性牙痛，行颈椎定位调适平衡手法治疗后牙痛当即消失。

一位69岁的疗养员，因腰痛行针灸治疗后起床时突感右侧胸壁及腋下疼痛，晚间疼痛加重致右臂不能抬举，翻身起坐困难，后诊断出是胸椎小关节错位，当即给予手法复位，患者右侧胸壁及腋下疼痛消失，右臂活动恢复正常。

　　头痛、头晕、耳鸣、耳聋、视力下降、心慌、胸闷、胸痛、急性腹痛、腹胀、尿频、血糖增高、下肢水肿等等竟都有可能是脊椎病惹的祸。

　　揭开这些疾病神秘面纱的是全军软组织伤病康复中心主任张国龙。

　　张国龙医生被称为"行走在赤道线上的中国军医"。在2010年和2012年他分别作为我军医疗专家组专家和组长执行援助厄瓜多尔医疗任务。凭借最真挚的情感和精湛的医技，尽心尽力地为当地军民解除病痛，赢得了厄瓜多尔上至国家领导人下至普通军民的爱戴和信任。

　　这份信任还为他赢得了中厄两国的友谊，一个小军医成就了大外交，他消除了三军总司令对我驻厄企业的恐惧和疑虑；他把我驻厄大使想见的高官请到了大使馆；厄高官访华私下给他打电话：张医生，来到中国第一个想起你！

　　我们好奇的是，张国龙医生到底是谁？

　　他是中国著名的软伤专家，从事软伤诊疗工作近30年，这位"中国好军医"有一双"神奇的手"，凭着一双手和几根针就治愈了许多软伤疑难重症，他几十年如一日埋头搞科研，不断提高医术，促进科研成果为患者服务！

　　作为全军软组织伤病康复中心的学科带头人，他总结出的"四步定位诊断法""四维疗法""脊柱定位调适平衡法""结构针刺法""全身麻醉状态下的银质针疗法"填补了软组织伤病理论和临床诊疗技术的空白。

　　目前，专门介绍软组织伤病防治的书籍不多，并且一些实用的检查、治疗方法、健康教育和功能锻炼，散落在有关著作中，一些疾病的名称、概念也缺乏或不统一。本书共5章，约10万余字，190余幅插图，重点介绍了软组织伤病的诊断、治疗、20种常见软组织伤病以及61个脊柱软组织伤病的真实案例，涉及内、外、妇、儿、五官和皮肤等各科病症。每种软组织伤病分为诊疗医案、概念、病因、诊断、治疗、记忆歌诀六个方面，力求通俗易懂和临床实用性。

　　本书为张国龙医生临床实践经验的总结，为保持病例的完整性、真实性使用了原始图片资料。

　　本书能为临床医务人员提供参考和为正在遭受软组织伤病困扰的广大患者提供帮助！

世界中医药学会联合会疼痛康复专业委员会会长
全军中医药学会针刀医学专业委员会主任委员

2021年3月

目　录

第 一 章

软组织伤病、诊断和治疗概述

一、软组织伤病概述

软组织伤病是指人体运动系统皮肤以下骨骼之外的肌肉、韧带、肌腱、筋膜、腱膜、骨膜、滑膜、脂肪、关节囊、椎间盘、神经、血管等因急慢性损伤所致的疾病。其发病原因主要为外伤、慢性积累性损伤（劳损）和风寒湿等，与体质、性别、年龄、解剖结构、病理因素、先天因素、职业工种和心理等因素有关。

软组织伤病主要包括脊柱和四肢损伤及退变性疾病，例如落枕、颈部扭挫伤、儿童寰枢关节半脱位、颈椎间盘突出症、颈椎病、胸部挫伤、胸椎小关节紊乱症、腰背肌筋膜炎、急性腰扭伤、腰肌劳损、棘上韧带损伤、腰椎后关节紊乱症、腰椎间盘突出症、腰椎滑脱症、臀上皮神经损伤、梨状肌综合征、肩关节周围炎、肩袖损伤、冈上肌腱炎、肱二头肌长头腱鞘炎、肱骨外上髁炎、腕部扭挫伤、腕管综合征、腱鞘囊肿、腱鞘炎、指间关节扭挫伤、弹响髋、膝关节侧副韧带损伤、膝关节半月板损伤、膝关节创伤性滑膜炎、膝关节髌下脂肪垫损伤、踝关节扭伤、跟腱炎、跟痛症，以及脊柱源性头痛、头晕、耳鸣、耳聋、胸痛、胸闷、腹胀、腹痛、血压异常、血糖升高、下肢凹陷性水肿等病症。

二、软组织伤病的诊断——四步定位诊断法

四步定位诊断法：

1. 神经定位诊断：依据主诉的疼痛、麻木等不适症状，初步确定病变部位。

2. 触诊定位诊断：依据触诊结果，发现与神经定位诊断一致者作出进一步诊断；如病变部位（或脊椎节段）的活动范围受限，患处压痛（或患椎棘突偏歪，棘突旁压痛，脊柱曲线于患椎处成角）有关的韧带、肌肉等软组织触之有压痛、肿胀、剥离、或钝厚、变硬、摩擦音等病理性阳性反应物。

3. 检诊定位诊断：实验室检查基本正常，感觉、肌力、反射等神经功能检查与上述诊断一致并排除它科疾病。

4. 影像定位诊断：X线、CT、MRI等改变与上述定位诊断一致并排除它科疾病（影像学诊断符合软组织伤病的诊断，例如，脊柱X线、CT、MRI片显示脊柱曲度、椎间隙、棘突间隙、椎体序列改变以及侧弯、骨质增生、韧带肥厚、钙化、椎间盘突出退变、神经根受压移位等，四肢X线、CT、MRI片显示软组织肿胀、萎缩、钙化、肌腱断裂、关节间隙改变、骨质增生、关节对合不良、关节腔积液等，排除骨折、脱位、肿瘤、结核等器质性病变）。

三、软组织伤病的治疗——四维疗法

四维疗法：采用手法、针法、药物对软组织伤病进行治疗的同时，给予身心调理（心理疏导、健康教育及功能锻炼等）的一种系统

疗法。即手法、针法、药法及身心调理法，简称"手、针、药、理"。

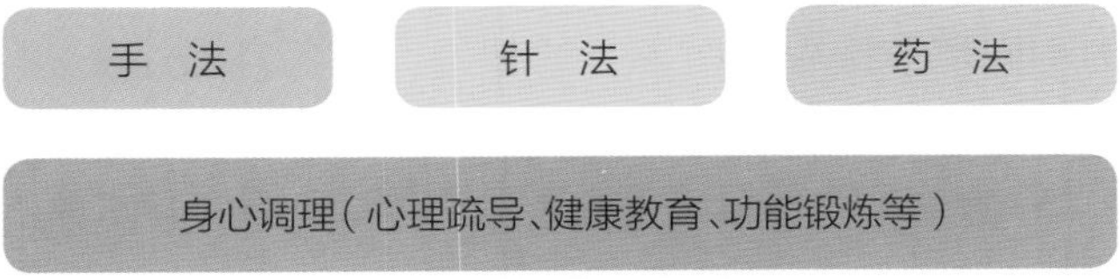

手　法	针　法	药　法

身心调理（心理疏导、健康教育、功能锻炼等）

图1-1　四维疗法

核心技术： 脊柱定位调适平衡法、脊柱定点旋转复位法、正骨推拿法、针灸、结构针刺法、针刀疗法、银质针疗法、椎管内硬膜外腔药物注射、颈椎关节囊药物注射、腰椎小关节药物注射、关节腔药物注射、深部透热疗法、神经根封闭及各部位软组织封闭术等。

核心疾病： 颈椎病、颈部扭挫伤、儿童寰枢关节半脱位、颈椎间盘突出症、胸椎小关节紊乱症、胸椎间盘突出症、腰椎后关节紊乱症、腰椎间盘突出症、腰椎滑脱症、肩关节周围炎、肩袖损伤、梨状肌综合征、膝关节创伤性滑膜炎、膝关节半月板损伤、膝关节侧副韧带损伤、髌下脂肪垫损伤、踝关节扭伤等。

治疗原则： 筋骨并重、中西结合、辨证施治、整体调理。

1. 筋骨并重：人体的运动一方面靠神经、肌肉、筋膜和韧带等软组织的作用，另一方面靠骨骼和关节的结构；这些平衡因素的协调一致是胜任人体各种功能活动的重要条件，两者缺一不可；俗话说："骨肉相连"——有骨关节的错位，一定有软组织损伤；反之，有软组织损伤，也一定有骨关节的位置异常；故在治疗软组织伤病时应软组织与骨关节并重。

2. 中西结合：中医与西医相结合，优势互补，协同增效。具体地来说就是在疾病的诊治中进行结合，包括在诊断上的病证结合，治疗时的综合协调，理论上的相互为用。病证结合就是运用西医诊断方法确定病名，同时进行中医辨证，做出分型和分期；这样就从两种不同的医学角度审视疾病,既重视病因和局部病理改变,又通盘考虑疾病过程中的整体反应及动态变化,并以此指导治疗。综合协调是指在治疗的不同环节按中西医各自的理论优选各自的疗法,不是简单的中药加西药,而是有机配合、互相补充,协同增效。相互为用是根据不同需要,或侧重以中医理论指导治疗,或侧重以西医理论指导治疗,或按中西医结合后形成的新理论指导治疗。

3. 辨证施治:因人而异,因病而施。同一伤病在不同的发展阶段可以出现不同的证型,而不同的伤病在其发展过程中又可能出现同样的证型,因此在治疗伤病时就可以分别采取"同病异治"或"异病同治"的原则;"同病异治"即对同一伤病不同阶段出现的不同证型,采用不同的治法。"异病同治"即不同的伤病在发展过程中出现相同的证型,因而可以采用同样的治疗方法。

4. 整体调理:人体是一个有机整体,人体各个组成部分在结构上不可分割,功能上相互协调、互为补充,在病理上则相互影响,且与自然界密切关联;因此,除局部治疗外还需对相邻、相关组织进行整体调理,包括身心调理。四维疗法正是基于对辨证施治和循证医学的认识,逐步通过临床实践验证的治疗软组织伤病的科学、系统的疗法。

第二章

常见软组织伤病

第一节 脊柱软组织伤病

一、高枕不再无忧，落枕不容忽视

——落枕的诊治

诊疗医案：宣传科王科长一大早就来到了军人门诊，手捂着脖子，歪着头，进门就喊："医生，我脖子转不了啦！"（图2-1）医生边问边查，只见他在王科长脖子上按了按，而后一手拇指按住一个穴位，另一手托住下颌轻轻一转，只听"咔嚓"一声，王科长的脖子立刻可以自由转动了。原来胖胖的王科长经常加班加点，实在累了就头枕扶手在沙发上休息一会儿，使颈部一侧肌肉长时间处于紧张状态，持续牵拉而发生静力性损伤，加之平素不爱运动，喜欢高枕睡觉，造成颈部肌肉慢性损伤或颈部保暖不好，感受风寒而引起。

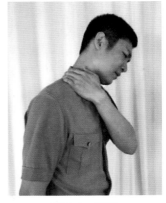

图2-1　落枕

软伤小讲堂

落枕又称"失枕"，好发于青壮年，以冬春季多见。多数因颈部肌肉慢性劳损、睡眠姿势不当、感受风寒而起，醒后自觉颈部疼痛，活动受限，好像身虽起而颈尚留于枕之感，故名落枕。

（一）哪些原因能够引起落枕？

1. 睡眠时姿势不良，头颈过度偏转，或睡眠时枕头过高、过低或躺着看手机（图2-2）等使颈部肌肉、韧带等软组织长时间处于紧张状态，持续牵拉而发生静力性损伤；

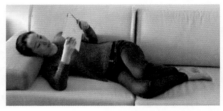

图2-2　不良姿势

2. 颈部肌肉劳损，突然扭头时造成颈部肌肉痉挛或颈椎小关节错位；

3. 平素体弱，气血运行不畅，复感风寒侵袭而使颈部肌肉痉挛。

（二）落枕的诊断

1. 症状：醒后突感颈部疼痛，活动受限，头偏向患侧。

2. 查体：头颈部向患侧偏斜，患侧颈肌痉挛，胸锁乳突肌、斜方肌及大小菱形肌、肩胛提肌等处压痛，可触及肌肉硬结或小关节的位移。

3. 颈椎正侧位片：一般无明显改变，有时可见颈椎侧弯，颈椎曲度变直，甚至反向。

（三）四维疗法治疗落枕

落枕一般以手法治疗为主，轻者一次手法即可治愈，必要时给予针刺+TDP、外贴膏药等四维疗法治疗（图2-3、图2-4）。

★"手"——颈椎定位调适平衡法　消除肌肉痉挛，纠正颈椎小关节错位。

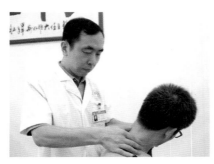

图2-3　颈椎定位调适平衡法

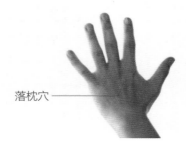

落枕穴——

图2-4　落枕穴

★"针"——针刺+TDP　常取颈肩背部阿是穴、肩井、天柱穴，或针刺落枕穴。

★"药"——外贴活血止痛、祛风除湿膏药，如伤湿止痛膏、麝香追风膏等。

★"理"——枕头高度应合适，并且应与床垫软硬所匹配，充填物应选择质量轻、透气性好、易塑形的材料；枕头不能过短，其长度应为双侧肩峰连线的1.5倍；侧卧时，枕头高度应大致与肩宽等高；仰卧时，应保持头低颈高背平，使力量均匀分散，颈部适当支撑（图2-5、图2-6）。避免颈部劳损、受凉，注意防寒保暖，加强颈肩背部功能锻炼等。

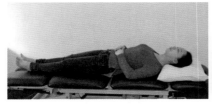

图2-5　仰卧：头低颈高背平

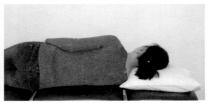

图2-6　侧卧：枕高度=肩宽

记忆小歌诀

主因睡姿不得当，颈肌牵拉过劳损；

枕头过高或过低，复感风寒兼体弱；

肌肉痉挛患侧斜，疼痛可向肩背散；

轻者手法一次愈，反复发作需警惕！

二、小儿寰枢半脱位，及时复位效果好

——儿童寰枢关节半脱位的诊治

诊疗医案：男性，4岁，颈痛、头颈部歪斜、活动受限5小时。2017年4月20日下午，临近下班时间，值班医生带着一名小男孩前来请主任会诊。小男孩的母亲满面愁容，值班医生报告了小患者的病史，主任并没有听到引起该病的病因，随即细心地询问道："小朋友，今天你有没有摔倒或是碰到过哪里？"小男孩妈妈很着急的抢先回答："没有！"然而，主任并没有放弃继续耐心地询问；最终，小患者说出上午在家里的卫生间玩时，曾头部碰到了墙上，当时并没有疼痛。直到中午妈妈发现了孩子头颈部歪斜、不能转动时，急忙带着孩子前来就诊。阅片后，值班医生诊断为寰枢关节半脱位，担心自己没有把握，随

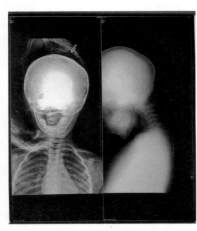

图2-7　颈椎正侧位片

即找主任会诊。查体：头颈部向右歪斜、活动受限，颈项部肌肉紧张；颈$_2$棘突偏右，压痛。颈椎正侧位片（图2-7）示：颈椎曲度反向，寰椎后结节上翘，齿状突向左偏移。经过行颈$_2$椎定位调适平衡手法，小男孩的上述症状即刻消失，小男孩的妈妈连声说："谢谢！谢谢！让我没想到的是，通常需要住院治疗的寰枢关节半脱位，主任几分钟就搞定了，我大开眼界！"

软伤小讲堂

　　寰枢关节半脱位是儿童斜颈原因之一，即指寰椎和枢椎间的关节面失去正常的对合关系。常发生于颈部或者上呼吸道感染后，部分患儿有轻微外伤史，表现为突发性斜颈、颈部疼痛和活动受限。

（一）哪些原因能够引起寰枢关节半脱位？

　　寰椎无椎体，寰椎横韧带附着于两侧侧块内面之结节上，防止枢椎齿状突后移压迫脊髓。寰枢椎之间有四个关节，齿状突与寰椎前弓中部组成前关节，寰椎横韧带与齿状突组成后关节，寰椎外侧由两侧侧块下关节面和枢椎上关节面组成两个关节突关节。寰枢椎之间无椎间盘，关节囊大而松弛，关节面平坦，活动范围较大，局部解剖结构不够坚固。当颈部遭受外伤时，可发生枢椎齿状突骨折和寰椎横韧带断裂，同时伴有寰枢关节脱位。一般认为寰椎前后移动超过10 mm时就有压迫脊髓可能。任何颈部及鼻咽部的感染、炎症均可累积寰枢关节或横韧带，可引起局部关节囊及韧带充血肿胀，韧带松弛，颈椎在屈曲体位时，寰椎前弓容易向前移位而使关节脱位。加之，小儿处于发育阶段，齿状突较小，韧带组织弹性大，头颅重量在身体中所占的比例较大,对寰枢椎控制能力弱,当局部发生炎症或创伤时,容易发生寰枢关节半脱位。

（二）儿童寰枢关节半脱位的诊断

1. 有外伤或颈部感染史。

2. 颈枕部疼痛、头颈部歪斜,触诊：颈项部肌肉紧张、颈$_2$棘突偏歪（棘突顶线偏离中心轴线）,压痛。

3. 重者向前脱位椎动脉受到牵拉可出现眩晕或视力障碍；甚至出现肢体麻木、无力、走路不稳等颈脊髓受压症状,或四肢运动麻痹、构音障碍、吞咽困难等延髓缺血症状。

4. 颈椎开口位片：齿状突与寰椎两侧块之间的间隙有显著差异,两侧关节突间的关节间隙不对称,患侧变窄、消失或重叠；颈椎侧位片：颈椎曲度变直或反向,可见寰齿间距增宽,正常成人 < 3 mm,儿童 < 4.5 mm；当寰齿间距 > 6 mm 时,可出现脊髓症状。

（三）四维疗法治疗儿童寰枢关节半脱位

一旦确诊为寰枢关节半脱位,应争取时间尽快复位,及时复位相对容易且预后效果好。

★ "手"——颈椎定位调适平衡法　手法应"稳、准、轻",并避免过度后伸,否则容易引起脊髓损害；手法复位后避免颈部过度转动,并用颈托保护 2 ～ 3 周。

★ "针"——结构针刺　用于颈部肌肉痉挛者。

★ "药"——对炎症性半脱位者,首先应消除炎症病因,以抗生素抗感染治疗为主,少数病例可自行复位。

★ "理"——枕颌带平卧位牵引,颈后部垫以毛巾卷,纠正头部前倾,牵引重量一般不超过 2 kg,牵引 3 周左右,摄片检查复位后即可停止牵引,并用颈托固定,以巩固疗效。及时治疗上呼吸道感染引起的炎症,防止寰枢椎周围的组织出现继发性感染；对于体质差的儿童,家长应加强管护,避免外伤、咽喉部的反复感染、单一姿势过久、风寒湿等,一旦出现"落枕"症状,应及时就医,切勿自行推拿!

记忆小歌诀

> 寰枢发育未完善,关节薄弱易损伤;
> 小儿斜颈半脱位,常见上感轻微伤;
> 颈部疼痛头歪斜,颈$_2$偏离中心线;
> 及时复位预后好,延误诊治症加重!

三、低头族们要当心,善于伪装的颈椎病

——颈椎病的诊治

诊疗医案: 某疗养首长由于长期伏案工作,生活起居不规律。近3年来,除了头晕外,还有明显的心慌、胸闷、胸痛等不适症状,工作效率也大大降低,曾在多家三甲医院的心内科就诊,心电图、心脏彩超、24小时动态心电图等均未见异常,就差冠脉造影检查了,由于对有创检查心中有顾虑,故暂时未做。心血管专家给出的诊断是"心脏神经官能症"。2018年10月21日,该首长慕名来我中心就诊,医生经过诊查后认为,所谓"心脏神经官能症",其实就是交感神经型颈椎病!经过四维疗法一个疗程的治疗,头晕、心慌、胸闷、胸痛的症状消失了。临行前,医生叮嘱该首长:颈椎病的表现复杂多样,不单是颈痛和上肢麻木,还会表现为类似呼吸、循环、神经等各个系统的病症,对于长期伏案工作的低头族们,一定要保养和维护好自己颈椎!

软伤小讲堂

颈椎病是指颈椎间盘退行性改变及其继发的相邻结构病理改变累及周围组织结构（神经、血管等）并出现与影像学改变相应的临床表现的疾病。这一定义包含以下基本内容：① 颈椎椎间盘退变或椎间关节退变；② 病理改变累及周围组织；③ 出现相应的临床症状和体征；④ 有相应的影像学改变。

（一）颈椎病的分型与诊断

1. 颈型：患者主诉枕部、颈部、肩部疼痛等异常感觉，可伴有相应的压痛点；影像学检查结果显示颈椎退行性变；除外其他颈部疾患或其他疾病引起的颈部症状。

2. 神经根型：具有较典型的神经根症状（手臂麻木、疼痛），其范围与颈脊神经所支配的区域一致，体检示椎间孔挤压试验或臂丛神经牵拉试验阳性；影像学检查所见与临床表现相符合；除外颈椎以外病变（胸廓出口综合征、网球肘、腕管综合征、肩周炎、肱二头肌腱鞘炎及肺尖部肿瘤等）所致以上肢疼痛为主的疾患。

3. 脊髓型：临床上出现典型的颈脊髓损害的表现，以四肢运动障碍、感觉及反射异常为主；影像学检查所见有明确的脊髓受压征象，并与临床症状相应；除外肌萎缩侧索硬化症、椎管内占位、急性脊髓损伤、脊髓亚急性联合变性、脊髓空洞症、慢性多发性周围神经病等。

4. 其他型：该分型涵盖既往分型中的椎动脉型、交感型颈椎病。临床表现为眩晕、视物模糊、耳鸣、手部麻木、听力障碍、心动过速、心前区疼痛等一系列交感神经症状，体检可出现旋颈试验阳性；X线片可显示节段性不稳定，MRI可表现为颈椎间盘退变；除外眼源性、心源性、脑源性及耳源性眩晕等其他系统疾病（中华外科杂志2018年6月第56卷第6期颈椎病的分型、诊断及非手术治疗专家共识）。

（二）四维疗法治疗颈椎病

★"手"——颈椎定位调适平衡法　纠正椎体位移，松解椎管内外软组织，扩大椎管容积，恢复颈椎生物力学平衡　隔日1次。

★"针"——结构针刺（图2-8）/针灸/针刀/银质针主要用于椎管外软组织损害；结构针刺/针灸　隔日1次；针刀/银质针　1次/周。上述针法视软组织损害情况每次选择一种，轻者首选结构针刺或针灸，

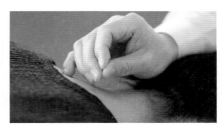

图2-8　结构针刺

重者首选针刀或银质针或根据病情辨证采用上述针法。

★"药"——根据不同病情/证型，可给予口服/外用/局部注射或静滴中西药物治疗；如全身炎性症状重者，给予静滴消炎、脱水药物；局部神经根刺激为主者，给予神经根封闭或口服消炎止痛药物；睡眠差者，给予镇静安眠药物；风寒痹阻型，给予葛根汤或桂枝附子汤；气虚血瘀型，给予补阳还五汤；气滞血瘀型，给予活血定痛汤等。

★"理"——树立战胜疾病信心、积极配合治疗，改变不良习惯、纠正不正确姿势和错误的呼吸模式，使用合适的枕头，避免外伤、单一姿势过久、风寒湿、咽喉部的反复感染及上肢过度负重等（图2-9）；以及循序渐进、持之以恒的功能锻炼，如颈部拉伸、抗阻屈伸、旋转等（图2-10～图2-19）。可选择下列1～2种物理因子治疗，如颈背部三维动态干扰电疗法、颈部牵引（强调牵引的重量、角度、时间，以牵引下症状减轻或消失为度）。

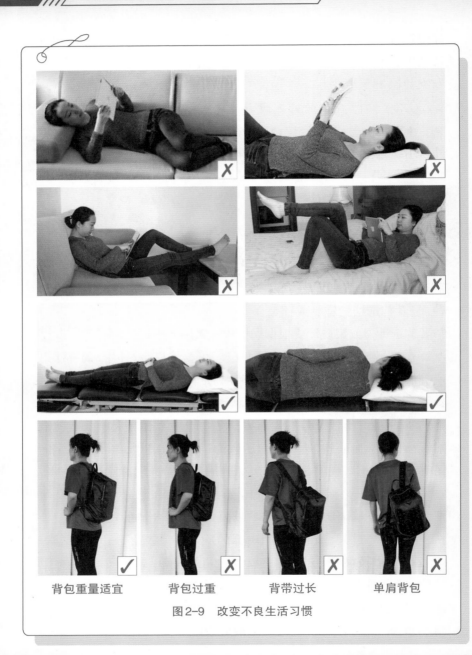

| 背包重量适宜 | 背包过重 | 背带过长 | 单肩背包 |

图2-9 改变不良生活习惯

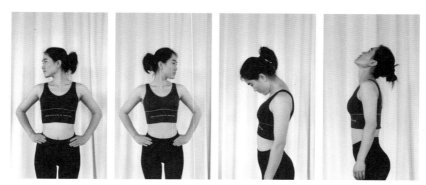

图2-10　颈部右旋　图2-11　颈部左旋　图2-12　颈部前屈　图2-13　颈部后伸

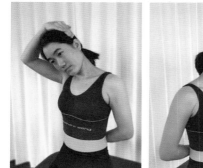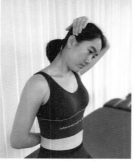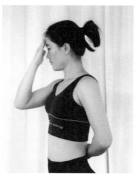

图2-14　颈部拉伸（右）　图2-15　颈部拉伸（左）　图2-16　颈部抗阻前屈

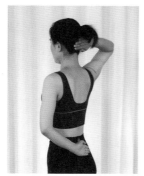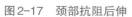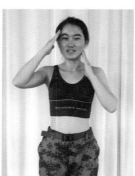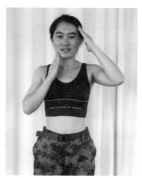

图2-17　颈部抗阻后伸　图2-18　颈部抗阻右旋　图2-19　颈部抗阻左旋

记忆小歌诀

长期低头伏案倦,颈部损伤易退变;

神经血管受激压,疼痛麻木最常见;

头痛头晕无力飘,系统诊治须记牢;

更有善于伪装者,其他系统病症现。

四、"痛非病所"需辨证,"前病后治"除病痛

——胸椎小关节紊乱症的诊治

诊疗医案之一:寇女士,69岁,疗养员。因腰痛行针灸治疗,2018年4月19日午休后起床时,突然出现右侧胸壁及右腋下疼痛,值班医生初步诊断为胸大肌拉伤,建议冷敷,患者拒绝;于是给予麝香壮骨膏外贴痛处及休息。晚间疼痛加重致右臂不能抬举,翻身起坐困难。4月20日行胸部正侧位片检查:心肺膈及胸椎骨质结构未见异常,继续给予外贴膏药治疗。4月23日张国龙主任得知情况后,立即前去看望并给予诊治。诊断:胸椎小关节错位。当即给予胸椎定位调适平衡手法复位,患者右胸壁及腋下疼痛当即消失,右臂活动恢复正常(图2-20)。

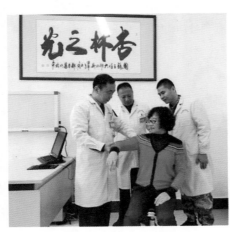

图2-20　张主任为寇女士查体

"哎呀！真是神了！我前面痛您在我后背治疗一下，怎么就好了呢？"寇阿姨惊喜之余不免心存疑惑。

张主任解释道："胸椎小关节错位的患者临床症状复杂多样，往往是痛非病所。这就需要我们用四维疗法整体辨证的思维来正确诊治，也就是找到病根对因治疗，这就是所谓'前病后治'的效果啊！"

寇阿姨由衷地竖起大拇指赞叹道："专家就是专家！"

诊疗医案之二：男性，21岁，工兵营战士。2018年6月26日到某部巡诊期间，该战士自述呼吸不畅、胸闷1年半。曾多次就诊于军、地医院的呼吸科及胸外科，行胸部X线片、CT、心脏彩超等检查均未见异常改变。查体：胸$_1$、胸$_4$旋，棘旁压痛，右侧背肌较左侧高隆。诊断：胸椎小关节紊乱症。处置：背部结构针刺及手法调整胸$_4$椎后上述症状消失。

 软伤小讲堂

胸椎小关节紊乱症又称胸椎小关节错位，是胸椎小关节（包括关节突关节、肋椎关节、肋横突关节、肋软骨滑膜关节）在外力作用下导致单个或多个发生轻度位移，使相应的脊神经或交感神经所支配的组织或器官出现功能障碍或失常。

（一）哪些原因可引起胸椎小关节紊乱症？

当突然的外力牵拉、扭转时，使后关节不能承受所分担的拉应力和压应力时，则可引起胸椎小关节急性错缝病变，致使局部气滞血瘀，经脉受阻，气血、经脉周流不畅而作痛。也可因背部慢性劳损或颈腰椎异常应力胸椎代偿调节致小关节位移。临床中多见于女性或体力工作者,好发于胸$_3$-胸$_6$。是引起胸背痛的常见原因(84.52%),亦或伴有不同程度的急慢性肋间神经痛(25.81%)和胸腹腔脏器功能紊乱(9.68%)等症状。

(二)胸椎小关节紊乱症诊断

1. 急性者有明显的外伤史,伤后出现背痛或一侧胸痛、"岔气"、翻身活动困难,常保持固定的体位;慢性者胸痛、胸闷、心悸、背部酸痛、沉重感,有时表现为胃肠道功能紊乱,消化不良、恶心、腹胀等。

2. 患处棘突偏歪,压痛、叩击痛及椎旁肌痉挛,深吸气时疼痛明显,以及相应脊神经支配区的疼痛、感觉和运动功能障碍。

3. 胸椎正侧位片:由于胸椎小关节错位是胸椎解剖位置的微细改变,X线平片常不易显示,但可排除骨折、肿瘤、结核等病变。

(三)四维疗法治疗胸椎小关节紊乱症

轻者手法一次治愈。重者给予结构针刺或者针刀以及手法、药物等治疗。

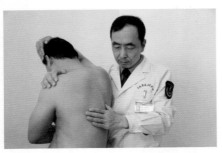

图2-21　胸椎定位调适平衡法

★"手"——胸椎定位调适平衡法(图2-21) 纠正椎体位移,消除肌肉痉挛,恢复胸椎生物力学平衡。

★"针"——结构针刺/针灸/针刀/银质针 主要针对椎管外软组织损害,减轻或消除患椎异常应力;结构针刺/针灸 隔日1次;针刀/银质针 1次/周。上述针法视软组织损害情况每次选择一种,轻者首选结构针刺或针灸,重者首选针刀或银质针,或根据病情辨证采用上述针法。

★"药"——患处外贴活血止痛、祛风除湿等膏药,如伤湿止痛膏、麝香壮骨膏等。

★ "理" ——养成正确的行为习惯,避免外伤、不良姿势及单一姿势过久、感受风寒湿等;加强腰背肌功能锻炼,如游泳、站立后伸、胸部伸展、平板支撑、俯卧撑等。可选择下列 1 ～ 2 种物理因子治疗,如腰背部中频 / 中药熏洗 / 磁振热等。

记忆小歌诀

> 胸椎紊乱症状多,复杂多变易误诊;
>
> 外力劳损风寒湿,行为习惯很重要;
>
> 轻者手法一次愈,重者配合针药施;
>
> 痛非病所需辨证,四维疗法心中铭。

五、"咯噔"一声腰痛消,神奇手法疗效著

——急性腰扭伤的诊治

诊疗医案:战士小袁,男性,23岁,腰痛及左下肢麻木0.5小时。2018年6月28日全军软组织伤病康复中心专家医疗队正在某部巡诊,上午在跳伞训练场结束巡诊返回的路上,医疗队队长接到卫生连连长电话:"一名战士突然出现腰部剧烈疼痛及下肢麻木,请医疗队专家诊治!"医疗队员立即赶往卫生连。刚抬进卫生连急救室的小袁正痛苦地趴在担架上,由于剧痛不能翻身移动,只好把担架直接放在诊查床上。3个月前,小袁曾经饱受腰椎间盘突出症带来的痛苦折磨,经住院治疗痊愈出院,住院期间医生看完他的腰椎CT片后,给出的意见是腰$_5$-骶$_1$椎间盘突出巨大,如保守治疗效果不佳或反复发作就要动手术,此时他的心理压力特别大。张国龙主任来到他身旁,经诊查确诊

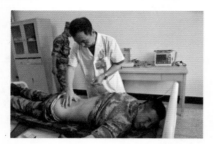

图2-22 张主任为小袁治疗一

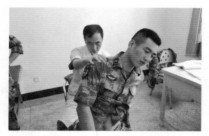

图2-23 张主任为小袁治疗二

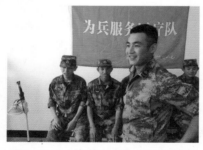

图2-24 小袁赞叹张主任医术高超

为急性腰扭伤；看到小袁紧张恐惧的样子，和蔼地对他说："小袁，你这'腰椎间盘突出'可以不手术的，我给你扎扎针，再做个手法，你很快就能站起来！"说完就给趴在担架上的小袁行腰臀部结构针刺，3分钟后小袁在战友的搀扶下站了起来，可是行走时仍感觉腰部刺痛。张主任便让他坐到椅子上行手法复位，只听腰间"咯噔"一声，而后在小袁的腰部摸了一下，肯定地说起来走走！小袁慢慢站起来，活动了一下，哎呀！真的不疼了！简直是神了！（图2-22～图2-24）张主任为小袁治疗，他高兴地敬了个军礼，对周围的战友竖起大拇指说："不愧是中国好军医，果然有一手！"然后高兴地自行走回了连队（2018年7月2日中国军网《中国好军医来了训练场，果然手到病除！》）。

  软伤小讲堂

急性腰扭伤是指腰部筋膜、肌肉、韧带、椎间小关节、腰骶关节突然遭受间接暴力所致的急性损伤；伤后腰部剧烈疼痛，多能指出疼痛部位，部分患者伴有一侧或两侧臀部及大腿痛。

（一）急性腰扭伤的诊断

1. 腰痛：一般有明显外伤史，伤后腰部疼痛，翻身活动时加剧，患者常用双手扶持腰部以减轻疼痛；重者不能坐起、站立和行走，有时腰痛可扩散到臀部或大腿（图2-25）。

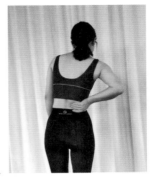

图2-25 腰痛

2. 腰部畸形：腰部僵硬、肌肉痉挛、活动受限，有时可有侧弯。

3. 局部压痛：损伤部位有明显固定性压痛。

4. 盐酸利多卡因痛点封闭试验阳性。

5. 腰椎正侧位片：腰椎生理前凸变浅或消失、腰椎侧弯等，但无骨折或骨质破坏等异常变化。

（二）四维疗法治疗急性腰扭伤

轻者采用腰椎定位调适平衡法一次治愈；重者可给予针法、药法等四维疗法治疗。

★ "手"——腰椎定位调适平衡法 纠正腰椎小关节的错位，解除滑膜的嵌顿，恢复腰椎平衡。

★ "针"——结构针刺（图2-26）于患椎棘旁以及邻近部位异常应力点取穴。另可在手背第2、3掌骨及第4、5掌骨间近端桡侧斜刺0.5～1寸，捻转行针，得气后配合呼吸活动腰部。

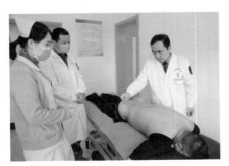

图2-26 结构针刺

★ "药"——双侧腰椎小关节药物注射：醋酸曲安奈德注射液20 mg+0.5%盐酸利多卡因注射液至20 mL。

★"理"——治疗后卧床休息1～2天，避免久坐、歪坐、半卧位、坐位腰部无支撑等，消除有害因素刺激；行游泳、跑步、臀桥、卷腹、平板支撑等腰背肌及腹肌功能锻炼；正确搬抬重物，注意腰部保暖，免受风寒；或选择腰部TDP/超短波等治疗。

 记忆小歌诀

> 伤后出现腰部痛，翻身起坐活动限；
> 腰部畸形痛点固，痛点封闭腰痛消；
> 轻者手法一次愈，骨对缝来筋入槽；
> 痉挛畸形痛难忍，手针药理辨证施。

六、小小针刀显奇效，阅兵村里逞英豪

——腰肌劳损的诊治

诊疗医案："医生，还有不到一个月的时间了，我的腰病能好吗？能否按时参加阅兵？"看着战士小项焦急的眼神，张国龙主任给出了肯定的答复："能！我给你做个针刀和手法治疗，疗效巩固后就可以参加9月3日大阅兵。"

这是张主任2015年8月到阅兵村巡诊时遇到的一个病例，小项在久坐或长时间站军姿后总会感到腰部酸痛不适，有时在晚睡前让战友在腰部捶一捶或自己用桌子角顶一顶痛处才觉得舒服。随着9月3日大阅兵的临近，训练强度增大了，腰痛的症状也越来越明显。张主任给小项做了一次腰部针刀和手法治疗后就好了。小项到底患的是啥病？为什么小小针刀这么神奇呢？

软伤小讲堂

　　腰肌劳损是指腰骶部肌肉、筋膜、韧带等软组织受到机械性的持续过度牵拉而产生局部组织的慢性损伤，表现为腰骶部一侧或两侧的弥漫性疼痛，主要症状是腰或腰骶部疼痛，反复发作，劳累时加重，休息后减轻，弯腰工作困难，疼痛可随气候变化或劳累程度而变化。往往与所从事职业和劳动姿势有一定的关系。病程长者由于椎周软组织力的不平衡易出现腰椎关节的轻度位移，目前的影像学检查对这种脊椎位置的细微改变很难发现，这种久治不愈的"腰肌劳损"实际上为腰椎后关节紊乱症。

　　（一）哪些原因易导致腰肌劳损？

　　1. 积累性损伤：腰部疲劳过度，如长时间的弯腰劳作（翻砂、插秧、割稻、洗衣、做饭等）以及久坐、姿势不当等腰部处于长时间屈曲状态，致使肌肉、筋膜、韧带持续牵张，使肌肉内的压力增高，微循环血供不足，肌纤维收缩时消耗的能量得不到补充，产生大量乳酸，且代谢产物得不到及时清除，集聚过多，而引起软组织水肿、粘连、增生、肥厚形成慢性劳损。

　　2. 腰部软组织急性损伤后，未及时治愈或因多次损伤，局部渗液出血，产生纤维性变或瘢痕组织，刺激神经末梢而形成慢性腰痛。

　　3. 风寒湿邪侵袭：风寒湿邪侵袭妨碍局部气血运行，使腰部肌肉、筋膜、韧带等软组织紧张痉挛而变性，引发慢性腰痛。

　　（二）腰肌劳损的诊断

　　1. 有连续弯腰劳动或长时间腰部处于屈曲状态下的劳作史。

　　2. 慢性腰痛，时轻时重，劳累后加重，休息后减轻。

　　3. 久坐或从弯腰到直立位等均感腰痛，特别是腰部前倾时最感不适。

4. 在肌肉和韧带损伤处有固定的压痛点,以腰椎棘突旁、横突末端、髂后上嵴多见,直腿抬高试验阴性。

5. 腰椎正侧位片:多无阳性发现,年龄大、病程长者可有骨质增生。

（三）四维疗法治疗腰肌劳损

腰肌劳损由于腰部长期受异常应力的牵拉往往伴有腰椎关节的轻度位移,因此,治疗时应筋骨并重,在重点治疗腰部软组织损伤的同时,应适时给予腰椎手法纠正关节位移。

★"手"——腰椎定位调适平衡法　以软组织松解手法为主,适当行关节调整手法恢复腰脊柱平衡;隔日1次。

★"针"——结构针刺/针刀/银质针　松解劳损的软组织,降低组织内压,改善血液循环;上述针法视软组织损害情况每次选择一种,轻者首选结构针刺,重者首选针刀或银质针,或根据病情辨证采用上述针法。结构针刺隔日1次;针刀/银质针1次/周。

★"药"——患处外贴狗皮膏、麝香壮骨膏或中药热敷等。

★"理"——消除有害因素刺激,腰部损伤及时正确诊治,避免长时间弯腰或久坐、歪坐、跷二郎腿、腰部长时间无支撑半卧位等不良习惯,加强腰背肌、腹肌功能锻炼,如腹式呼吸、游泳、站立后伸等。注意腰部保暖,防止受凉。可选择腰部中频或温热低周波治疗。

记忆小歌诀

腰椎前凸需支撑,正确坐卧要养成;
久坐弯腰易劳损,肌肉筋膜压力增:
起坐直立腰部僵,肌肉酸胀痛难当;
长期劳损痛点固,针法松解疗效著。

七、关节紊乱痛难消,筋骨并重辨证疗

——腰椎后关节紊乱症的诊治

　　诊疗医案:小毛,21岁,某军校学员。因腰骶部疼痛3年余,不能参加正常的体育训练,学习生活也受到很大的影响。曾于外院行腰椎CT检查示:腰$_5$-骶$_1$椎间盘突出,在当地以"腰椎间盘突出症"多方治疗无明显好转,2016年2月24日慕名来诊。查体:腰椎曲度略平直,轻度左凸侧弯;腰部活动受限,以向左侧屈受限明显,左右侧屈活动不对称(图2-27),腰$_{2~3}$、腰$_{3~4}$序列差;腰$_3$、腰$_2$棘突偏歪,棘

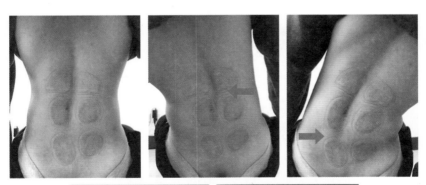

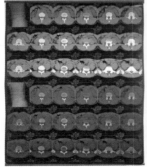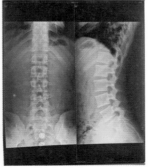

图2-27　左右侧屈活动不对称及腰椎CT和腰椎正侧位片

旁压痛无放射痛;腰脊柱三种试验(详见 P. 133)阴性;双侧膝腱反射、跟腱反射对称引出。根据症状、体征结合腰椎正侧位片诊断为:腰椎后关节紊乱症。给予结构针刺、腰部三维动态干扰电疗法等松解腰椎管外软组织,以及手法纠正椎体位移恢复脊柱平衡,腰骶痛症状及体征消失,患者恢复健康。

 软伤小讲堂

　　腰椎后关节紊乱症(又称腰椎关节功能紊乱)是因腰部损伤致一个或多个腰椎关节的位置异常及其软组织损伤而引起的腰痛、腰部活动受限等为主要临床表现的疾患。腰椎后关节紊乱症是腰椎间盘突出症前期病理基础,是导致腰椎间盘突出症的重要原因。

　　(一)哪些原因可引起腰椎后关节紊乱症?

　　后关节也称关节突关节,属于微动关节,主要功能是稳定脊柱,稳定性差。当腰部在久坐、负荷或不良姿势下工作、学习等积累性损伤,或突然的扭闪、风寒湿等引起腰部软组织损伤以及关节位置改变;继之出现腰椎后关节因活动损伤性摩擦炎性变,或因滑膜松弛嵌顿于关节内,甚至造成腰段脊髓、马尾、脊神经、自主神经的激惹性损伤而出现相应的症状。

　　(二)腰椎后关节紊乱症的诊断

　　1. 多有腰部扭闪、劳损史。

　　2. 腰部疼痛,甚至有臀部、大腿或骶尾部牵扯痛;轻度活动后减轻,单一姿势过久或劳累后加重;有的可激惹损伤马尾神经或自主神经出现尿频或腹胀、便秘等。

3. 腰部前屈及侧弯活动不同程度受限，棘突偏歪，棘旁压痛，棘间隙无明显改变；无下肢感觉、反射和肌力异常。

4. 腰椎正侧位片：可有腰椎曲度变直、序列改变，关节突关节左右不对称，或关节突模糊，或关节面硬化、骨质增生等。

（三）四维疗法治疗腰椎后关节紊乱症

★ "手" ——腰椎定位调适平衡法　纠正椎体位移，松解腰椎管外肌痉挛，恢复脊柱平衡　隔日1次。

★ "针" ——结构针刺/针刀/银质针　松解椎管外软组织，改善血液循环，纠正病理性位移；上述针法视软组织损害情况每次选择一种，轻者首选结构针刺，重者首选针刀或银质针，或根据病情辨证采用上述针法。结构针刺　隔日1次；针刀/银质针1次/周。

★ "药" ——患处可外贴活血止痛、舒经通络药膏，如活血止痛膏、麝香壮骨膏或中药热敷等。

★ "理" ——消除有害因素刺激，腰部损伤及时正确诊治，避免长时间弯腰或久坐、歪坐、跷二郎腿、腰部长时间无支撑半卧位等不良习惯，加强腰背肌、腹肌功能锻炼，如腹式呼吸、游泳、站立后伸、平板支撑等。注意保暖，防止受凉。可选择腰部中频或冲击波治疗。

 记忆小歌诀

正确坐卧很重要，扭伤劳损须早防；
关节紊乱症状多，反射肌力无异常；
明确诊断及早治，以防日久变突出；
筋骨并重辨证施，功能锻炼疗效固。

八、重症腰椎间盘突出症可以不手术

——腰椎间盘突出症的诊治

诊疗医案之一：2018年7月在西藏军区巡诊时，战士小刘因腰椎间盘突出致腰痛伴左下肢麻痛两个半月，原本当天要去某总医院住院做手术，听说全军软组织伤病康复中心专家来巡诊，他抱着一线希望来找张国龙主任，看能否采取保守治疗。看到焦虑不安的小刘，张主任查体后告诉他，虽然你的腰椎CT显示腰椎间盘突出较大、腰腿麻痛症状重，但大小便功能正常，通过四维疗法保守治疗应该可以不手术的。随后，张主任又给他讲了很多重症腰椎间盘突出症保守治疗康复的病例，让他放下思想包袱，鼓励他树立战胜病痛的信心。

在卫生队的治疗床上，张主任为他进行了结构针刺和手法治疗。经过治疗小刘的下肢直腿抬高，由原来的30 cm达到70 cm以上。来的时候在战友的搀扶下走路还一瘸一拐的，经过10分钟的治疗竟然可以正常行走！

眼前的一切，对小刘来说简直像是在做梦。在一旁观看治疗的副旅长不禁竖起大拇指，称赞张国龙不愧是全军的专家！

诊疗医案之二：重症腰椎间盘突出症到底用不用手术治疗？这让很多罹患此病的战友们不知该如何是好，下面这个发生在20年前的故事告诉大家，得了重症腰椎间盘突出症也可以不手术。空军某部飞行员程某，男性，36岁，飞行时间1 500小时。2001年3月随队来大连疗养，因多年的腰痛加之辗转乘车6个多小时，一下车便出现了剧烈的腰腿痛，被紧急送至外院行腰椎CT的检查，检查显示腰$_{4-5}$椎间盘巨大突出并椎管狭窄，进而腰腿痛症状进一步加重，呈肘膝强迫体位,生活失去自理。因椎间盘突出巨大,压迫马尾及左侧神经根,骨科医生建议立即手术治疗,手术就意味着他将可能离开自己心爱的战斗机,从此告别蓝天。国家培养一名飞行员投入是巨大的,如何挽救这名优秀飞行员的职业生涯并保持部队战斗力?程某和部队领导都心急如焚,面临巨大的压力。当得知我院有特色专科时,部队领导以党委的名义找到了院领导,院领导研究决定,将这个艰巨任务交给了张主任。张主任接到任务后,详细询问病史并进行认真查体和阅片,给出的治疗方案是可以先不用手术保守治疗。急性期飞行员呈强迫肘膝位不能移动,张主任每天步行数百米到疗养科室床边治疗,经半个月床边治疗,飞行员腰腿痛好转。疗养科室用车辆和担架每天送飞行员来科治疗。针对大部队疗养期结束集体出院后,该飞行员出现急躁、情绪低落、担心停飞等心理问题,在采用手法、针刀、骶管药物注射等精心治疗同时,给予心理疏导和腰腿痛专科知识教育,让其认识到只要积极配合治疗、改变不良习惯、消除有害因素刺激并进行循序渐进、系统持久的功能锻炼,一定能够重返蓝天!及时和疗养科室主任、护士长沟通做好生活护理和心理护理。在疗养科室密切配合下,经过40天的精心治疗该飞行员康复出院,并于同年6月恢复飞行。这位飞行员在发病后两个多月就重返了岗位,19年过去了,至今翱翔于蓝天(该病例发表于2002年3月《中华航空航天医学杂志》)。

 软伤小讲堂

腰椎间盘突出症是指腰椎间盘发生退行性病变后,纤维环部分或全部破裂,髓核单独或者连同纤维环、软骨终板向外突出,刺激或压迫窦椎神经和神经根引起的以腰腿痛为主要症状

的一种综合征。(《中国疼痛医学杂志》2020年第26卷第1期腰椎间盘突出症诊疗中国疼痛专家共识）

（一）哪些原因引起腰椎间盘突出症？

随着年龄的增长，椎间盘不断发生退行性变，髓核含水量逐渐减少而失去弹性，继之使椎间隙变窄，周围韧带松弛，或产生裂隙为内因；当腰椎间盘突然或连续受到不平衡外力作用时，使椎间盘后部压力增加，发生纤维环破裂、髓核向后侧或外侧突出为外因。另外，长期腰椎关节紊乱也是椎间盘退变的重要原因，腰部受凉或劳损后，引起腰肌痉挛，促使已有退变的椎间盘突出。

（二）腰椎间盘突出症的诊断

1. 常发生于青壮年，腰痛或伴有下肢痛。

2. 腰部触诊有四大体征：患椎棘突位置向左或向右偏歪；患椎上下棘突间隙宽窄不等；患椎棘突旁压痛，或伴有下肢放射痛；患处棘上韧带剥离、压痛。

3. 腰部活动受限，可有腰椎侧凸，直腿抬高或加强试验阳性，或股神经牵拉试验阳性；腰脊柱三种试验阳性；受累神经支配区感觉、肌力和反射的改变。

4. 腰椎正侧位片：可有腰椎侧凸，生理曲度变直或反向，病变椎间隙变窄、前后等宽或前窄后宽，患椎棘突上下棘突间隙不等宽；CT或MRI检查可显示椎间盘突出的部位及程度。

（三）四维疗法治疗腰椎间盘突出症

★“手”——腰椎定位调适平衡法　纠正椎体位移，松解腰椎管内外软组织，恢复腰椎生物力学平衡，隔日1次。

★“针”——结构针刺/针灸/针刀（图2-28）/银质针　主要用于椎管外软组织损害；结构针刺/针灸　隔日1次；针刀/银质针

1次/周。上述针法视软组织损害情况每次选择一种，轻者首选结构针刺或针灸，重者首选针刀或银质针，或根据病情辨证采用上述针法。

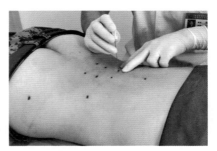

图2-28　针刀治疗

★"药"——骶管药物注射

主要用于椎管内软组织损害，减轻或消除椎管内软组织无菌性炎症；另可视病情给予口服/外用/局部注射或静滴中西药物治疗；如全身炎性症状重者给予静滴消炎、脱水药物；局部神经根刺激为主者给予神经根封闭或口服消炎止痛药物；睡眠差者给予镇静安眠药物。

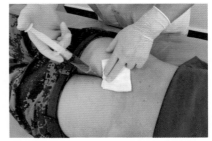

图2-29　骶管药物注射

骶管药物注射（图2-29）：减轻或消除椎管内软组织无菌性炎症。药物组成：2%盐酸利多卡因注射液5 mL，维生素B_{12}注射液0.5 mg，地塞米松磷酸钠注射液5～10 mg，0.9%氯化钠注射液加至20 mL。1次/周，4次/疗程。

★"理"——初期以卧床休息为主，指导患者掌握正确的上下床方法，减轻腰部负荷；积极做好心理护理，使患者树立战胜疾病的信心。中后期应避免久坐、久站、弯腰、旋转腰部及弯腰提取重物等动作；搬抬重物时屈髋、屈膝重物尽量靠近身体，循序渐进地进行步行、游泳、五点支撑、平板支撑、改良小燕飞（图2-30～图2-33）等功能锻炼；改变不良习惯（图2-34），消除有害因素刺激。也可选择下列1～2种物理因子治疗如中频/中药熏洗/牵引等；牵引的角度、力量、时间以牵引下腰腿麻痛症状减轻或消失为度，1～2次/日。

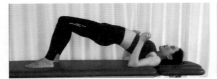

图2-30　五点支撑

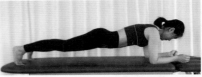

图2-31　平板支撑

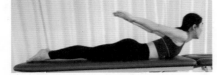

图2-32　改良小燕飞一

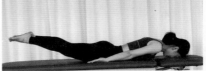

图2-33　改良小燕飞二

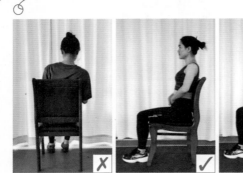
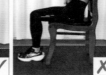
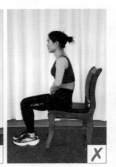

图2-34　改变不良习惯

记忆小歌诀

外伤劳损风寒湿,脊柱失衡间盘出;

棘旁压痛放射痛,腰部触诊四大征;

椎管内外要分清,手针药理辨证施;

脊柱平衡病痛消,身心调理疗效固!

九、炮兵班长的"老腰杆"，妙手除痛心结消

——腰椎滑脱症的诊治

诊疗医案："医生，我是舰上的主炮手，在进行炮弹装填训练时，总是感觉腰疼，到医院拍了个片子，医生说是腰椎滑脱要做手术的。可是我又不想手术，各种保守方法都试了，效果不好。近期训练任务加重，更是直不起腰、使不上劲儿，现在严重影响了训练……"一次在海军某舰艇巡诊时，炮兵班长老刘拿着片子抢先来到张国龙主任面前诉说自己的病痛。

听完老刘的病情介绍，张主任阅片后伸手沿着脊椎自上而下触摸检查，当按压到腰部一个穴位时，老刘感到疼痛难忍，张主任让他骑坐在椅子上，只见张主任一手按住腰部，另一手握住老刘的右肩引导其上半身顺势左转，接着他又让老刘上半身稍作右转，并再次摸了摸腰部后，他让老刘站起来弯腰活动一下。老刘有点吃惊，一活动真的不怎么疼了！为检验治疗效果，老刘竟一把举起了 45 kg 的杠铃，立刻赢得围观战友的一片掌声。腰椎滑脱症不做手术就这么在腰上扭一下就好了？

软伤小讲堂

腰椎滑脱分为假性滑脱和真性滑脱两种，前者腰椎椎弓峡部没有断裂，椎体及其附件向前或向后滑脱，称为假性滑脱；后者因椎弓峡部断裂，前部的椎体、椎弓根、横突、上关节突向前移位，而与后部的下关节突、棘突分离称为真性滑脱。腰椎滑脱以

第5腰椎向前滑脱最多,其次,为第4腰椎,是引起慢性腰腿痛的常见疾患之一。

（一）哪些原因易导致腰椎滑脱症？

1. 真性滑脱的原因导致腰椎椎弓峡部崩裂的原因,一方面是急性外伤致峡部断裂；另一方面是椎弓峡部有先天性缺损或结构薄弱,在发育不良的基础上,腰部反复旋转、伸展运动而在腰椎峡部产生的一种应力性疲劳骨折。

2. 假性滑脱的原因主要是腰椎的退行性改变：由于腰椎间盘脱水、变性,体积缩小,相应的椎间隙变窄,以至于前、后纵韧带松弛。在前屈、后伸时上节椎体会过度的前移或后移,造成椎体滑脱。还有一种原因是内分泌紊乱：女性月经期或绝经期的内分泌变化,引起骨质疏松的同时,使韧带和关节囊松弛与弹性减弱而发生腰椎滑脱,故更年期以后的妇女多见。

（二）腰椎滑脱症的诊断

1. 慢性腰痛,有时并发坐骨神经痛,站立或弯腰时加重,卧床减轻；合并椎间盘突出时,下肢相应的神经支配区域感觉减退或麻木,膝腱反射、跟腱反射减弱或消失。

2. 滑脱较重者,可有马尾神经受压症状,如下肢乏力,鞍区麻木和大小便功能障碍。

3. 查体可见下腰段前凸增加,重者腰部变短,皮肤有一道沟状凹陷,高隆或隐陷的棘突偏歪,偏歪棘突旁压痛明显,偏歪棘突上下棘间隙无著变,棘突呈阶梯状改变；直腿抬高试验范围减小。

4. 腰椎正侧位片：腰椎真性滑脱正位片于椎弓根下有时可见斜形的密度减低影即峡部裂,多为两侧,也可单侧发生；侧位片可显示腰椎滑脱的程度和方向,并根据椎骨前后径是否改变判定滑脱的性质。假性滑脱椎骨前后径不变，患椎棘突与下一棘突形成阶梯状改变（图2-35）；真性滑脱患椎椎骨前后径增大，患椎棘突与上一棘突形成阶梯状改变，有时可见峡部有增宽的裂隙（图2-36）。

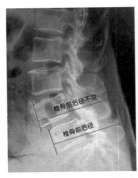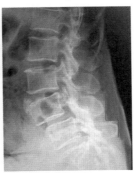

图2-35　腰椎假性滑脱（腰₄）

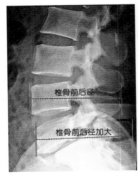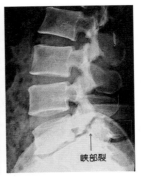

图2-36　腰椎真性滑脱（腰₅）

（三）四维疗法治疗腰椎滑脱症

四维疗法治疗腰椎滑脱症，首先应明确是假性滑脱还是真性滑脱，以及滑脱的程度、腰骶角的大小、椎管内外软组织损害情况等，以消除腰椎管内外软组织无菌性炎症，解除神经压迫，恢复脊柱平衡。真性滑脱以椎管内症状体征为主、滑脱在Ⅱ°以上且有明显的神经功能障碍者应考虑手术治疗。

★"手"——腰椎定位调适平衡法　调整椎体位移,消除峡部软组织的异常应力,解除神经压迫,恢复脊柱生物力学平衡,隔日1次。内平衡手法应"稳、准、轻",初期一般在针法松解后施行,切忌强行调整。

★"针"——结构针刺/针灸/针刀/银质针　主要适用于椎管外软组织损害;结构针刺/针灸　隔日1次;针刀/银质针　1次/周。上述针法视软组织损害情况每次选择一种,轻者首选结构针刺或针灸,重者首选针刀或银质针,或根据病情辨证采用上述针法。

★"药"——骶管注射　减轻或消除腰椎管内无菌性炎症。药物组成:2%盐酸利多卡因注射液5 mL,维生素B_{12}注射液0.5 mg,地塞米松磷酸钠注射液5 ~ 10 mg,0.9%氯化钠注射液加至20 mL,1次/周,4次/疗程。另可视病情给予口服/外用/局部注射或静滴中西药物治疗;如全身炎性症状重者给予静滴消炎、脱水药物;局部神经根刺激为主者给予神经根封闭或口服消炎止痛药物;睡眠差者给予镇静安眠药物。

★"理"——急性期应以卧床休息为主,指导患者掌握正确的上下床方法,同时做好心理护理,配合医生实施有效的治疗,使患者树立战胜疾病的信心;中后期避免久坐、腰部旋转等动作;日常避免过度劳累,肥胖患者减重、少穿高跟鞋等,消除有害因素刺激。循序渐进行腰背肌、腹肌功能锻炼,如腹式呼吸、步行、游泳等。可选择下列1 ~ 2种物理因子治疗,如腰背部中频/中药熏洗等。

 记忆小歌诀

腰椎滑脱结构变,外伤劳损应避免;
真性滑脱峡部裂,椎骨前后径加大;
假性没有峡部裂,椎骨前后径恒定;
椎管内外心中铭,手针药理辨证施。

附：臀腿顽固痛难消，小小针刀解烦忧

——梨状肌综合征的诊治

诊疗医案：某部卫生队刘队长领着战士王猛来找张主任会诊。王猛，男性，23岁，人如其名，训练勇猛是出了名的，并且是团里的训练骨干。半个月前负重跨越障碍时突然出现左侧臀腿疼痛，用王猛的话说"疼得像刀割一样"。腰椎CT示：腰$_{4-5}$椎间盘膨出，半个月来在卫生队行腰部按摩、针灸、理疗却不见好转；面对这一例特殊的病例，经验丰富的刘队长也拿不准。张主任详细询问病史并进行了认真的查体。查体：腰部无畸形，腰椎序列好，棘旁无明显压痛，腰椎管内试验阴性；左侧臀部可触及梨状肌呈条索状隆起，压痛明显，周围软组织紧韧；梨状肌紧张试验阳性。诊断：左侧梨状肌综合征。给予左侧梨状肌针刀松解及手法治疗后，王猛臀腿痛消失。一周后，训练场上又出现了王猛矫健的身影。张主任告诉刘队长："王猛的坐骨神经痛是梨状肌损伤所致，此病多见于军事训练中髋关节急剧外展、外旋，梨状肌猛烈收缩；或髋关节突然内旋，使梨状肌受到牵拉，均可使梨状肌遭受损伤。"

软伤小讲堂

　　梨状肌综合征是指由于梨状肌损伤、炎症，刺激或压迫坐骨神经而引起的以一侧臀腿疼痛为主要症状的病症。本病多见于中青年人，是临床腰腿痛的常见病症之一。梨状肌的体表投影：髂后上棘至尾骨尖作一连线，此线中点向股骨大转子顶点

作连线，此直线即为梨状肌下缘。坐骨神经大多从梨状肌下孔穿出骨盆到臀部，发生解剖变异时从梨状肌内穿过。梨状肌是股骨外旋肌，主要是协同其他肌肉完成大腿的外旋动作；若髋关节过度内、外旋或外展，可损伤梨状肌。

（一）哪些原因易导致梨状肌综合征？

1. 外伤　髋关节过度内、外旋和外展或蹲位起立时，因梨状肌过度收缩或牵拉而损伤，刺激下方组织引起臀部和下肢疼痛症状。

2. 变异　梨状肌变异极少见，主要是坐骨神经的位置改变。正常坐骨神经自梨状肌下方出来，而变异的情况一种是坐骨神经从梨状肌肌腹中穿出，另一种是坐骨神经在梨状肌处就分为腓总神经和胫神经，腓总神经从梨状肌肌腹中穿出，胫神经在梨状肌下出来。当感受风寒湿或外伤时，即可引起梨状肌痉挛；风寒湿或骶丛神经受压，使梨状肌营养障碍，出现弥漫性水肿，而使肌腹钝厚、松软、弹性下降等，梨状肌上下孔变窄，坐骨神经、血管等组织受到卡压，而出现臀部和下肢肌肉萎缩、肌力减退等一系列临床症状。

（二）梨状肌综合征的诊断

1. 有髋部扭闪或感受风寒湿等病史。

2. 臀部酸胀痛，向大腿后侧、小腿后外侧放射痛，重者呈"刀割样"或"烧灼样"疼痛，不敢行走，足外旋状。

3. 查体腰部检查多无阳性发现，梨状肌肌腹有压痛和放射痛，可触及条索状隆起或弥漫性肿胀的肌束，日久可出现臀肌萎缩、松软；梨状肌紧张试验阳性；患侧下肢直腿抬高试验：在60°以前梨状肌被拉紧疼痛明显，而超过60°时梨状肌不再被拉长疼痛反而减轻。

（三）四维疗法治疗梨状肌综合征

急性期大多数经手法 1～2 次症状消失，慢性期行手法、针法、药物等四维疗法治疗。

★"手"——急性期，用一手拇指顺梨状肌肌纤维方向上牵，另一手拇指将该肌按压于原位，或松解、舒顺肌纤维，指下即可感到肌束平复，再用拇指于患处行镇定手法点压；慢性期，施以理筋分筋、弹拨手法，先按肌纤维垂直方向左右分拨，再沿肌纤维方向顺压，使变硬的肌束松解，粘连分离，恢复梨状肌的舒缩功能。

★"针"——结构针刺/针灸阿是穴、环跳、殷门、承扶、阳陵泉等穴，隔日 1 次；或针刀松解坐骨神经在梨状肌的卡压点，减轻肌肉内压，改善血液循环，消除无菌性炎症，解除对坐骨神经的压迫。

★"药"——急性期可给予 0.5% 利多卡因注射液 10 mL+醋酸曲安奈德注射液 10 mg 梨状肌封闭；慢性期宜行气活血、舒筋止痛，可外贴活血止痛膏、狗皮膏等。

★"理"——急性期疼痛严重者应卧床休息，将伤肢保持在外旋、外展位，避免关节的旋转动作，使梨状肌处于松弛状态；疼痛缓解后指导患者加强腰和髋关节活动及针对性功能锻炼，促进血液循环，以防止肌肉萎缩；同时做好患者的心理护理，医患配合实施有效的治疗。损伤 48 小时后行无热量的射频治疗，慢性期可行磁疗。

 记忆小歌诀

髋部扭闪风寒湿，臀腿疼痛如刀割；
梨状肌腹有压痛，紧张试验阳性征；
腰部检查多阴性，臀部压痛放射痛；
臀腿顽固痛难消，小小针刀解烦忧！

第二节　四肢软组织伤病

一、肩袖易损伤，并非"肩"不可摧

——肩袖损伤的诊治

诊疗医案： 听说连队要进行双杠考核，战士小王不想成为班里拖后腿的那个人，吃完晚饭就来到训练场加紧练习。谁成想第二天起床后右肩关节酸痛，本以为是训练强度大导致的肌肉酸痛，休息一下就会好。谁知接下来的几天训练中，肩痛加重，右臂不能上举、外展，疼痛在夜间尤为明显。班里的战友都说他得了肩周炎，可是小王心想肩周炎不是老年人才得的病吗？我才23岁，怎么就患上了"五十肩"？带着疑问他来到全军软组织伤病康复中心，医生接诊后让他做了相关的检查，最后确诊为肩袖损伤。经四维疗法治疗后康复归队。

 软伤小讲堂

　　肩袖损伤是肩关节因外伤或慢性积累性损伤造成肩袖的挫伤或断裂。以肩痛、肩部活动受限为主要临床表现。肩袖是覆盖于肩关节前、上、后方的肩胛下肌、冈上肌、冈下肌及小圆肌四块肌肉的肌腱组成的总称，对肩关节起到稳定保护作用。使肱骨头向关节盂方向拉近，维持肱骨头与关节盂的正常支点关节。肩袖损伤将减弱这一功能，严重影响上肢外展功能。

肩袖损伤在投弹、单双杠、格斗及举重训练中较为多见。其发生主要是由于肩袖部在肩关节反复地、超常范围地急剧转动（特别是外展内收）中，造成肩袖部肌腱的牵拉损伤或过劳性损伤，并与肩峰和喙肩韧带反复摩擦而致伤。如伤后未能得到及时发现和正确诊治，并继续重复损伤动作，最后则造成慢性损伤；另有部分伤者的损伤是逐渐形成的，往往无明显受伤史。

（一）肩袖损伤的诊断

1. 有外伤或过度劳损史，表现为肩关节周围疼痛，夜间疼痛加重。

2. 压痛多见于肱骨大结节周围、肩峰下间隙，肩袖损伤2～3周后可出现肌肉萎缩。

3. 肩部活动功能障碍：主动活动受限（以外展、外旋及上举受限较明显），被动活动受限不明显。

4. 疼痛弧试验（图2-37）阳性是冈上肌腱损伤的独特表现（图2-37）。

5. 影像检查：肩袖损伤早期X线片检查无异常，晚期有时可见肱骨大结节部有骨质硬化囊性变或肌腱骨化。MRI常可见到局部出血、水肿等异常信号。

（二）四维疗法治疗肩袖损伤

对于新鲜和比较小的肩袖断裂首先采用四维疗法保守治疗，如3周后肌力和外展均不满意者，可考虑手

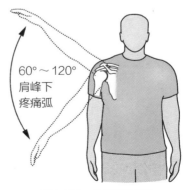

60°～120°
肩峰下
疼痛弧

图2-37 疼痛弧试验

术治疗。

★"手"——急性损伤者,手法治疗后将上臂外展30°使肩袖肌放松处于绝对休息位制动;慢性损伤者,分筋弹拨、推拿理顺、按压复平。

★"针"——结构针刺/针刀　针刺取穴:肩髃、肩髎、肩贞、天宗、阿是穴等,以舒经通络,活血止痛;肩关节功能障碍者,针刀松解肱骨大、小结节、喙突、冈上窝、冈下窝阳性反应点。

★"药"——外敷消瘀止痛膏。

★"理"——急性期给予无热量射频治疗,有消炎止痛的作用。对慢性损伤,可选择磁振热等。肩袖损伤重在预防,应强调训练前准备活动必须充分;平时注意加强肩部肌肉的力量训练,增强肩部组织的抗损伤能力;训练中熟练掌握动作技术要领;严格按照循环训练法,实施训练计划,科学地控制好训练强度,这样才能有效地控制和预防肩袖损伤甚至断裂的发生。

记忆小歌诀

外伤过劳风寒湿,肩袖损伤痛难眠;
主动痛重被动轻,痛弧试验是特征;
早期损伤须制动,动静结合防萎缩;
功能锻炼强肩袖,手针药理疗效固。

二、肩部疼痛夜难眠,四维疗法病痛除!

——肩关节周围炎的诊治

诊疗医案:女性,52岁,保洁员,右侧肩部疼痛2个月,加重并活动受限45天。2019年11月28日来诊。自述辗转多家医院及中医诊所,内服、外敷的药物用了一大堆,针灸、推拿等效果也不明显。在朋友介绍下慕名前来诊治。提前1周约好的专家号。见到主任就说"大夫,你快帮我看看吧,我这胳膊不能活动了,晚上都要疼哭了……"主任耐心地安慰并给她进行查体,从颈背部到肩关节周围软组织都进行了认真的触诊,并对关节活动度、肌力、反射等神经系统进行了检查和阅读患者的肩部X线片,然后耐心地对患者说:"您这病是常见病,见于50岁左右的人,多因肝肾渐衰、肾气不足、气血亏虚、筋肉失于濡养,加之外伤劳损,风寒湿邪侵袭肩部而引起本病。您不用担心,现在正处于急性期,所以会很痛,用我们的'四维疗法'治疗,虽然病程可能稍长,但经过治疗会很快痊愈的。"于是主任随即给她颈背部及肩部扎了几针,并让她轻轻活动受限的右肩关节,出针后主任让她再感受一下肩部活动,她露出惊讶的眼神看着主任说:"这么快就治疗完了",她的右肩部活动较之前有了明显改善,她高兴得像个孩子似的说:"太感谢您了!我之前治疗都没有这效果,没想到您治疗一次就见效,这样我就有信心了",之后又进行了肩部三维微波治疗。第二次治疗后对患者进行了健康教育和肩部的功能锻炼指导,较之前症状明显减轻,1个月后症状完全消失,肩关节活动如常。

软伤小讲堂

　　肩关节周围炎是肩关节囊及其周围肌肉、肌腱、韧带、滑囊等软组织的慢性非特异性炎症,简称肩周炎。本病好发于50岁左右的人,故又称"五十肩"。因肩关节囊与周围组织发生粘连,以肩部疼痛、功能活动受限为其临床特征,仿佛被冻结或凝固,故又称"冻结肩""肩凝症"。起病缓慢,病程较长,一般在1年以内,长者可达2年左右。根据不同的病理过程和病理情况,可将本病分为急性疼痛期、粘连僵硬期和缓解恢复期。

（一）哪些原因可引起肩周炎?

在肩关节周围软组织退行性变的基础上,加之肩部受到轻微外伤、积累性劳损、感受风寒湿等作用后,未能及时治疗和功能锻炼,肩部功能活动减少,以致肩关节出现粘连、疼痛、活动受限而成本病。其主要的病理变化是肩关节的关节囊及关节周围软组织发生的一种慢性无菌性炎症,肩部肌腱、肌肉、关节囊、滑囊、韧带充血水肿,炎性细胞浸润,组织液渗出而形成瘢痕,造成肩周组织挛缩,肩关节滑囊、关节软骨间粘连,肩周软组织广泛性粘连,进一步造成关节活动严重受限。

（二）肩周炎的诊断

1. 多见于中老年人,肩关节周围疼痛,气候变化或劳累后常使疼痛加重,夜间疼痛加重。

2. 查体:肩部活动受限,以外展、后伸、外旋为著;肩峰下滑囊、肱二头肌长头腱、喙突、冈上肌、冈下肌、小圆肌压痛;可有肩胛带肌肉萎缩,尤以三角肌萎缩明显。

3. 肩关节X线片:多为阴性,有的可见骨质疏松、冈上肌腱钙化或大结节处有密度增高的阴影。

（三）四维疗法治疗肩周炎

本病采用四维疗法保守治疗,大多可以治愈。在发病初期就应进行健康教育和功能锻炼指导,并贯穿于治疗始终,这样可加速恢复,缩短病程。

★"手"——急性疼痛期,重点在颈胸背部行软组织松解手法,肩部仅行点按、点揉等轻柔手法；粘连僵硬期和缓解恢复期于肩前、肩后、肩外侧手法松解三角肌、肱二、三头肌肌腱、冈上肌、冈下肌、小圆肌、大圆肌、胸小肌等；并行分离牵引、前后滑动、前屈后伸、内旋、外旋等关节松动手法；隔日1次。

★"针"——结构针刺/针刀　急性疼痛期行结构针刺，取穴肩髎、肩髃、肩外俞、巨骨、臑俞、曲池、天宗穴、阿是穴等，隔日1次；粘连僵硬期和缓解恢复期于喙突处喙肱肌和肱二头肌短头附着点、冈上肌抵止端、肩峰下滑囊、冈下肌和小圆肌的抵止端及其颈背部阳性反应点进行松解；1次/周。

★"药"——炎性渗出严重者醋酸曲安奈德注射液20 mg+0.5%盐酸利多卡因注射液20 mL关节周围封闭，或外贴舒筋活血、祛风止痛药膏。

★"理"——急性疼痛期主要是以解除疼痛、预防关节功能障碍为目的，缓解疼痛可采用吊带制动的方法，使肩关节得以充分休息，并给予无热量射频或超短波治疗；粘连僵硬期和缓解恢复期给予温热量射频或磁疗等，鼓励患者树立信心，积极配合治疗，并循序渐进行外展、上举、内旋、外旋、前屈、后伸、环转等功能活动，如"叉手托上""手拉滑车""手指爬墙"等动作；平时注重颈肩背部功能锻炼，避免外伤、受凉及肩部劳损。

记忆小歌诀

肩部疼痛夜难眠，外展外旋后伸难；
病程冗长肌萎缩，骨质结构多阴性；
身心调理早介入，功能锻炼系统行；
手针药理辨证施，肩周顽症定能除。

三、为什么不打网球也会得"网球肘"

——肱骨外上髁炎的诊治

诊疗医案："医生，我右肘酸痛，特别是拧扳手和螺丝时疼得厉害。"

"什么？！我这是网球肘？"

"我也不打网球啊，怎么会得网球肘呢？"

这是在某部汽车二连巡诊时战士刘海提出的问题，作为连里的汽车修理能手，他经常要用扳手、螺丝刀等工具。两个月前觉得右肘外侧酸痛，拧螺丝的时候疼痛加重，休息后略缓解。开始他也没在意，渐渐地拧毛巾、扫地、端壶倒水这些日常生活中的动作都开始痛了，贴了各种膏药都不见好转。恰逢全军软组织伤病康复中心专家来部队巡诊，刘海迫不及待地就来了。同来的战友一听说刘海的肘关节痛是一种俗称"网球肘"的病，都开玩笑地说他得了富贵病，令他哭笑不得。接诊的张主任就耐心地给战友们讲解了该病的知识，并给刘海做了治疗。只见张主任用一根银针在刘海的右肘部轻轻刺入，捻转几下，还没有等刘海来得及喊疼，就出针了；随后张主任一手握住刘海的手腕，另一手拇指在他的肘部外侧按压了一下说："好了，你活动下看看，右肘关节还痛不痛？"

刘海将信将疑地做了个拧毛巾的动作，瞪大眼睛，看着张主任说。"哎！真的不痛了！"

软伤小讲堂

　　肱骨外上髁炎是前臂伸肌起点处受到反复牵拉刺激，导致肘关节外侧疼痛，并影响伸腕和前臂旋转功能的慢性劳损性疾病。此病多发于网球运动员，故又称"网球肘"。

（一）哪些原因易导致肱骨外上髁炎？

由于肘、腕关节的频繁活动，长期劳累，使前臂伸肌的起点反复受到牵拉刺激，引起部分撕裂和慢性炎症或局部的滑膜增厚、滑囊炎等变化。多见于特殊工种，如砖瓦工、木工、网球运动员等。

（二）肱骨外上髁炎的诊断

1. 多见于肘、腕关节活动频繁、前臂劳动强度大的人员。

2. 肘外侧疼痛，可向前臂放散。拧衣服、扫地、端壶倒水等动作时疼痛加重，常因疼痛而致前臂无力，甚至持物落地。

3. 肱骨外上髁前臂伸肌总腱起点处有明显压痛点；前臂伸肌腱牵拉试验（Mill征）阳性。

4. X线片多阴性，偶见肱骨外上髁处骨质密度增高的钙化阴影或骨膜肥厚影像。

（三）四维疗法治疗肱骨外上髁炎

轻者手法/针刺/药物/理疗，重者针刀闭合松解。

★"手"——理筋手法　在肱骨外上髁及前臂桡侧痛点处行弹拨、分筋；然后术者一手握住腕部，另一手掌心托住肘后部，拇指按压在肱桡关节处，握腕部之手使桡腕关节掌屈，并肘关节做屈伸交替动作，同时另一手拇指在肘关节屈曲变伸直时向前顶推桡侧腕伸肌附着处使之松解。

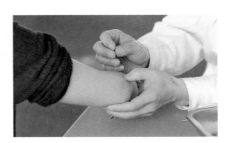

★"针"——结构针刺（图2-38）/针刀　于肱骨外上

图2-38　结构针刺

髁及前臂桡侧阳性反应点处针刺或针刀松解。

★ "药"——局部外贴活血止痛膏。

★ "理"——避免引起疼痛的活动和生活习惯，在前臂使用加压抗力护具；进行加强腕伸肌肉力量的训练。可选择红光或冲击波治疗。

记忆小歌诀

> 前臂屈伸频劳作，伸肌牵拉易损伤；
> 肘外疼痛与压痛，疼痛可向前臂散；
> Mills试验征阳性，不能提重拧毛巾；
> 出现症状须早治，针刀快速除病痛。

四、针刀"修"好了老班长的"扳机指"

——指屈肌腱狭窄性腱鞘炎的诊治

诊疗医案：空军某部修理营的王班长是个技术多面手，"车、刨、铆、电、焊"样样精通；大到车、船、发电机，小到手表、收音机，在他的一双巧手面前故障和难题都迎刃而解。战友们都称他是营里的"金手指"。可是近一段时间他的右手拇指疼得厉害，而且伸也伸不直；用手一掰，只听"咔嗒"一声，好不容易给掰直了，可又弯不过来。而且右手拇指根部可摸到一绿豆大小的结节，原本好好的手指，这是怎么了？王班长在卫生队医生的带领下来到全军软组织伤病康复中心会诊，张主任检查后，确诊为右手拇指指屈肌腱狭窄性腱鞘炎，也就是人们常说的"扳机指"；"金手指"得了"扳机指"，有没有立竿见影的办法呢？有！张主任在门诊给他做了一次针刀治疗就治愈了。

 软伤小讲堂

　　指屈肌腱狭窄性腱鞘炎又称"弹响指""扳机指"。是因指屈肌腱在掌骨颈和掌指关节掌侧的浅沟与鞘状韧带组成相对狭窄的骨纤维管道通过时，因手指的频繁屈伸，指屈肌腱与骨纤维管反复摩擦挤压，出现无菌性炎症改变，日久指屈肌腱受压处隆起，隆起处通过管腔困难而出现掌指关节处疼痛、压痛、弹响、手指屈伸困难为临床表现的疾病。多发于拇指，少数患者为多个手指同时发病。

　　（一）哪些原因易引起指屈肌腱狭窄性腱鞘炎？

　　手指频繁屈伸用力活动，如织毛衣、演奏乐器、洗衣、打字等，容易造成指屈肌腱慢性劳损；患者先天性肌腱异常、类风湿关节炎、病后虚弱也易发生本病。因指屈肌腱和腱鞘均有水肿、增生、粘连，使骨纤维管道狭窄，进而压迫本已水肿的肌腱局部隆起，阻碍肌腱滑动；用力伸屈手指时，隆起部在环状韧带处强行挤过，产生了弹拨动作和响声，并伴有疼痛，故又称"弹响指"或"扳机指"。

　　（二）屈指肌腱狭窄性腱鞘炎的诊断

　　1. 有手部劳损史。多见于妇女及手工劳动者，好发于拇指、中指、无名指。

　　2. 早期晨起或劳累后手指活动不灵活，局限性疼痛或酸痛。

　　3. 中、后期手指伸屈活动困难并有弹响，掌指关节掌侧压痛，可触及结节。

　　4. X线片检查多无异常发现。

（三）四维疗法治疗指屈肌腱狭窄性腱鞘炎

初期手法理筋/外敷膏药/红外线治疗，并减少局部活动，养成劳作后用温水洗手的习惯，忌用冷水；行颈肩背肘功能锻炼，局部疼痛减轻后即可练习腕、指关节的伸、屈等功能锻炼。对于狭窄者通常首选针刀治疗，通过针刀切开狭窄处腱鞘管即可。

针刀　患指伸直并固定，在硬结的近端掌面中央刺入皮肤及皮下后，将刀头垂直探入至手下有紧韧阻隔感即为腱鞘，使针刀抵住腱鞘表面，沿肌腱走行方向从肌腱的远端向近端作纵向切开狭窄腱鞘（增厚的腱鞘1～3 mm，不可过深伤及肌腱），阻力感消失，患指屈伸自如，无弹响即可（图2-39）。

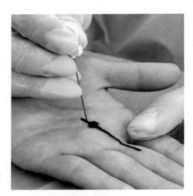

图2-39　针刀治疗

记忆小歌诀

手指狭窄腱鞘炎，临床俗称扳机指；
手部劳作易损伤，屈伸疼痛伴弹响；
拇指中指最常见，触诊结节兼压痛；
初期理疗效果好，狭窄针刀一次愈。

五、半月板损伤,我来告诉你怎么办

——膝关节半月板损伤的诊治

诊疗医案:战士小王在篮球比赛转身准备投篮时,突然出现左膝关节疼痛、屈曲,不能伸直,随即膝关节肿胀,经过一周休息及外贴膏药等对症治疗左膝关节肿痛好转,但行走无力,并时有"卡住"的感觉。去医院行膝MRI检查示:左膝内侧半月板前角 Ⅰ°～Ⅱ°损伤。听到医生说半月板损伤需要手术治疗,小王忧心忡忡,心存疑虑,半月板是什么东西? 损伤了必须手术吗? 术后会留后遗症吗?

 软伤小讲堂

　　膝关节半月板损伤是指暴力造成膝关节半月板撕裂或分层断裂。青壮年多见,尤其是球类运动员、搬运工及长期下蹲位工作的人员。半月板是位于股骨髁和胫骨平台之间的纤维软骨盘,分内侧半月板和外侧半月板。内侧半月板较大,呈"C"形,前后角距离较远,位于膝关节的内侧间隙内;前角附着于胫骨髁间隆起的前方,在前交叉韧带附着点之前;后角附着于胫骨髁间隆起和后交叉韧带附着点之间,其后半部分与内侧副韧带相连,故后半部固定,扭转外力易造成交界处损伤。外侧半月板稍小且厚,近似"O"形;前角附着于胫骨髁间隆起的前方,在前交叉韧带附着点的后方;后角附着于胫骨髁间隆起的后方,前后角间距离较近,且不与外侧副韧带相连,因而外侧半月板活动度较内侧半月板大；正常膝关节有轻度外翻，胫骨外侧髁负重较大，故外侧半月板承受的压力也较大，易受损伤。半月板的主要功能是缓冲震荡、稳定关节。

（一）哪些原因能引起半月板损伤？

膝关节半月板损伤多因扭转外力引起。如擒拿格斗、单腿踏空、过重负荷深蹲或在足球、篮球竞技活动中，单腿半屈曲状态下的突然转体，易使半月板受到瞬间强力挤压而发生损伤。另外，蹲、跪位工作的人，由于半月板长期受关节面的研磨挤压，加快半月板的退变，发生半月板的慢性撕裂性损伤。

（二）半月板损伤的自我诊断

1. 有膝关节外伤史。

2. 膝关节疼痛、肿胀、无力、不稳，或伴有弹响、绞锁；病程较长者有股四头肌萎缩。

3. 相应膝关节间隙有固定而局限的压痛点，过伸或过屈试验阳性，挤压研磨试验阳性。

4. 膝关节 MRI 提示半月板损伤或关节镜检查证实。

（三）四维疗法治疗半月板损伤

半月板Ⅱ°以下损伤者，首先采用四维疗法保守治疗，多数可免除手术痛苦。

★"手"——有绞锁者可行轻揉手法屈伸旋转解除绞锁，再对膝关节周围软组织及髌下两膝眼、膝阳关、曲泉、鹤顶等按揉和调整，以理顺筋经，散瘀消肿。

★"针"——结构针刺/针刀取阿是穴、内外膝眼、阳陵泉、阴陵泉、膝关等，行气活血、消肿止痛；结构针刺 隔日1次。半月板损伤后常合并局部软组织损伤，针刀松解膝关节及其周围软组织阳性反应点，以促进膝关节功能的恢复；针刀1次/周。

　　★"药"——外敷消肿止痛的药膏，或关节腔注射玻璃酸钠注射液；严重损伤有明显积血者，严格无菌操作下抽出积血弹力绷带加压包扎；积液消退后再行关节腔注射玻璃酸钠注射液，每次25 mg/次，1次/周。

　　★"理"——48小时后给予无热量射频治疗；平时应加强肌肉、关节的力量训练，避免膝关节骤然的扭转、伸屈动作及疲劳训练等；早期进行股四头肌等长收缩锻炼，并在疼痛可耐受下进行主动活动范围锻炼，待疼痛消失后进行抗阻肌力训练；如仰卧抬腿、俯卧屈膝、坐位伸膝、坐位膝关节抗阻屈伸以及靠墙静蹲（图2-40～图2-45）等。

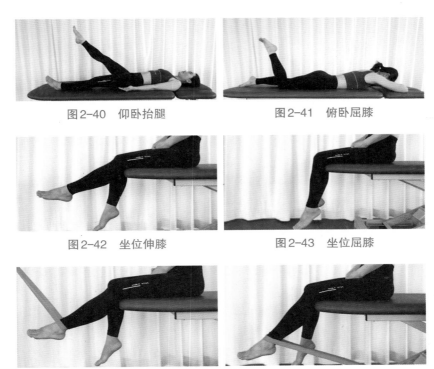

图2-40　仰卧抬腿　　　　　　　图2-41　俯卧屈膝

图2-42　坐位伸膝　　　　　　　图2-43　坐位屈膝

图2-44　坐位膝关节抗阻屈伸

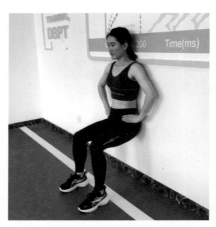

图2-45　靠墙静蹲

记忆小歌诀

扭转屈曲挤压伤,肿痛绞锁伴弹响;
关节间隙压痛点,挤压研磨征阳性;
手法解锁加压包,针药高频相结合;
功能锻炼早介入,循序渐进疗效固。

六、战友,军事训练要珍"膝"

——膝关节创伤性滑膜炎的诊治

诊疗医案: 某集团军特战旅卫生连,张主任正在为左膝肿痛的战士小李检查。1周前,小李参加5 km武装越野后出现了左膝关节肿胀、疼痛,医生让他拍摄左膝关节X线片检查后,诊断为:左膝关节滑膜炎。在卫生连做了1周的超短波治疗,左膝关节肿胀好多了,但还是不能参加正常的军事训练，走路多了，膝关节疼痛加重。张主任查体后，只见他在小李的左膝关节穴位上快速地扎了几根银针，小李立刻感到左膝部酸胀……3分钟后针出痛消，小李原地走了几步，又跳了几下，脸上露出欣喜的笑容，高兴地说："真的不疼了，膝关节轻松很多。主任您这针神了！"

 软伤小讲堂

　　膝关节创伤性滑膜炎是指膝关节损伤后引起的滑膜无菌性炎症反应，以关节积血、积液为主要表现的疾病。临床上分为急性创伤性和慢性劳损性炎症两种。膝关节的关节囊滑膜层是构成关节腔的主要结构之一，膝关节腔除了股骨下端内外侧髁、胫骨平台和髌骨的关节软骨面之外，其余的大部分为关节囊滑膜所覆盖。滑膜内有很多血管，血运丰富。滑膜细胞分泌的滑液，能润滑关节面以减少摩擦、营养软骨，排出代谢产物。一旦滑膜有病变，如不及时处理，滑膜将发生功能障碍，影响关节活动而成为慢性滑膜炎。

　　（一）哪些原因易引起膝关节创伤性滑膜炎？

　　因暴力打击、创伤、过度劳损、关节附近骨折或外科手术等机械性刺激使滑膜受损，产生积血或积液。慢性积累性损伤或急性创伤性滑膜炎失治，致滑膜增厚、产生炎症渗出，关节积液，重者滑膜粘连使关节功能丧失。

　　（二）膝关节创伤性滑膜炎的诊断

　　1.有外伤或劳损史。

　　2.伤后膝关节肿胀、疼痛，一般呈胀痛或隐痛，活动不利。

3. 浮髌试验阳性,慢性者滑膜触之韧厚并有摩擦感。

4. 关节穿刺为淡粉红色或淡黄色液,表面无脂肪滴。

5. 膝关节正侧位片：可见膝关节肿胀,骨质结构无明显异常；MRI提示关节积液,滑膜水肿。

（三）四维疗法治疗膝关节创伤性滑膜炎

急性者伤后立即冷敷,加压包扎；如积血明显,必须在无菌条件下抽出积血,否则易机化产生粘连,并可使滑膜及软骨细胞内的溶酶体膜破坏,释放各种水解酶,使软骨自溶软化变性,对软骨造成伤害；积血抽出后须加压包扎,并抬高制动；治疗上以理疗为主,48小时后行无热量的射频并辅以手法、针法、药物、功能锻炼等治疗。

★"手"——手法急性损伤时,应先膝关节屈伸1次。先伸直膝关节,然后充分屈曲,再自然伸直,可使局限的血肿消散；肿胀消退后点按髀关、伏兔、内外膝眼、足三里、阴陵泉、解溪等穴,以活血化瘀、消肿止痛、预防粘连。

★"针"——积血、积液较多者,无菌条件下抽尽关节腔的积血、积液后,用弹性绷带加压包扎,抬高患肢。慢性者,结构针刺：阿是穴、鹤顶、内外膝眼、血海、梁丘等穴, 隔日1次；针刀 针刀松解膝关节及其周围软组织阳性反应点,以消除滑膜刺激因素,促进膝关节滑膜炎症的消退和功能恢复,1次/周。

★"药"——急性期外敷消淤止痛膏等；慢性期外用万应膏或宝珍膏。

★"理"——初期减少膝关节剧烈的反复屈伸活动和运动负荷,并注意保暖和给予无热量的射频（体外高频）治疗,进行膝关节周围肌肉的等长收缩锻炼、直腿抬高锻炼等；中、后期加强膝关节的屈伸功能锻炼,功能锻炼应循序渐进,避免因锻炼过度加重关节损伤。

记忆小歌诀

战友训练要珍膝，外伤劳损伤滑膜；
急性创伤肿痛现，慢性滑膜韧厚响；
浮髌试验阳性征，积血明显须早抽；
体外高频积液消，功能锻炼系统行。

七、一种容易被忽略的膝关节痛

——髌下脂肪垫损伤的诊治

诊疗医案：60岁的于阿姨徒步行走5 km回来后，出现了右膝关节的轻度疼痛，起初她以为是走路多累着了，休息几天就好了。但渐渐的右膝关节疼痛加重，并出现了轻度肿胀及伸直困难，去医院拍X线片显示：膝关节骨质未见明显异常，医生诊断为："右膝关节滑膜炎"。给予外贴伤湿止痛膏及口服芬必得胶囊治疗，经过10多天的治疗疼痛缓解，但仍然不敢屈伸，行走时疼痛。正当她一筹莫展时，一个亲戚告诉她去全军软组织伤病康复中心试一试，周围好多朋友的膝关节痛都治好了！于是她慕名挂了专家门诊，主任认真细致地给她查体，当按到膝盖下方的一个穴位时，她疼痛难忍地大叫起来，"主任，这是什么地方这么疼啊！"主任说："这是髌下脂肪垫，大多数医生容易忽略它，就是损伤了它才让您的膝关节不能活动啊！"髌下脂肪垫是个什么组织啊？伤了应该怎么治疗呢？

软伤小讲堂

髌下脂肪垫损伤是由于脂肪垫受到损伤后产生水肿、充血、肥厚或发生无菌性炎症并与周围组织粘连而引起膝关节疼痛或关节运动障碍的疾患。

（一）哪些原因易引起髌下脂肪垫损伤？

脂肪垫位于髌骨下1/3的后侧，呈三角形的脂肪组织，尖端附着于股骨髁间窝的前方，基底附着于髌骨下缘和髌腱两侧，两侧游离呈分散状，其中一部分夹在两层滑膜之间，随滑膜在髌骨下方中线两侧向关节囊内突入，形成翼状皱襞。其主要作用是加强关节稳定和减少摩擦。急性损伤引起局部血肿而发生髌韧带和脂肪垫纤维的粘连，也可因长久步行劳损或髋关节、踝关节损伤继发脂肪垫无菌性炎症，刺激皮神经而引起疼痛；由于髌韧带与脂肪垫发生粘连及脂肪垫嵌顿失去原来的缓冲作用，影响膝关节功能（图2-46）。

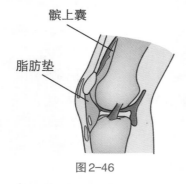

髌上囊

脂肪垫

图2-46

（二）髌下脂肪垫损伤的诊断

1. 患者多无明显的外伤史；膝关节内酸痛或膝前下方痛，常伴有膝关节的僵硬和无力感；可出现膝关节积液，股四头肌萎缩，膝关节完全伸直时疼痛加重；少数病例膝痛并不明显，仅表现为腘窝痛或小腿后侧痛、跟腱或足跟底部的疼痛。

2. 髌下脂肪垫压痛，脂肪垫挤压试验阳性。

3. X线片检查可排除关节骨性病变。

（三）四维疗法治疗髌下脂肪垫损伤

★"手"——手法按揉髌骨下1/3脂肪垫部以及阳陵泉、委中穴以酸胀为度。

★"针"——结构针刺（图2-47）+TDP/银质针　轻症者行结构针刺，隔日1次；重者行银质针治疗，1次/周。

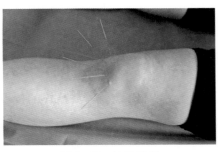

图2-47　结构针刺

★"药"——外贴消淤止痛膏。

★"理"——进行膝关节的屈伸活动和股四头肌收缩锻炼；患处保暖，免受风寒。

记忆小歌诀

急慢损伤风寒湿，徒步锻炼要珍膝；
髌垫损伤膝部痛，关节伸直痛加重；
常伴僵硬无力感，髌垫挤压阳性征；
原发继发都可伤，筋骨并重整体疗。

八、习惯性"崴脚"怎么办

——*踝关节扭伤的诊治*

诊疗医案：某部战士小袁曾在一次武装越野奔袭时扭伤了右踝关节，当时伤处肿痛不能活动。经治疗右踝的肿痛基本消失了，他也以为自己年轻体壮，很快就会彻底恢复的。但在不久前的一次战术训练中，他起跳时原先受伤的脚踝突然出现剧痛，差点倒在了地上。此后类似的情况反复出现，成了习惯性的"崴脚"。他慕名来到全军软组织伤病康复中心，诊断为：右侧踝关节扭伤。经过四维疗法的治疗，他的陈伤得到了"根治"。小袁由衷地赞叹道："四维疗法真管用，我们基层部队就需要这样的技术。"

 软伤小讲堂

> **踝关节扭伤**是踝关节在外力作用下，关节骤然向一侧活动而超过其正常活动度时，引起关节周围软组织如关节囊、韧带、肌腱等发生撕裂伤，称为踝关节扭伤。

（一）哪些原因易引起踝关节扭伤？

踝关节扭伤（图2-48）分为内翻损伤和外翻损伤，多因踝关节突然受到过度的内翻和外翻暴力引起，如行走或跑步时踏在不平的地面上，上下楼梯、走坡路时不慎失足踩空等，使踝关节突然过度内翻或外翻而产生踝部扭伤。

人体踝部由踝关节、距舟关节、距下关节组成。距下关节由距骨下关节面和跟骨上关节面组成，主管足的外翻和内翻。距舟关节由距骨舟骨关节面和舟骨后关节面组成，辅以外翻与内翻功能。踝关节主要由踝外侧韧带、踝内侧韧带、下胫腓联合韧带保持踝关节稳定性。

内翻扭伤中以跖屈内翻扭伤多见，由于内踝高外踝低、距骨体前宽后窄，当跖屈时，距骨

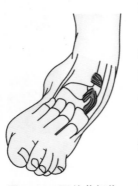

图2-48　踝关节扭伤

后面窄的部分进入踝穴前面宽的部分,踝关节相对不稳定,容易发生内翻损伤外侧的距腓前韧带;单纯内翻扭伤时,容易损伤外侧跟腓韧带;外翻扭伤时,由于三角韧带比较坚强,较少发生损伤,但可引起下胫腓联合韧带撕裂。

踝关节扭伤后,由于早期未得到重视、误诊和未治疗,从而导致踝关节不稳定,遇到路面稍不平整或小腿肌肉疲劳后,极易发生再损伤、反复损伤,这就是我们称为的不良习惯性扭伤,或俗称习惯性"崴脚"。

（二）踝关节扭伤的自我诊断

1. 有明确的踝部外伤史。

2. 损伤后踝关节即出现疼痛,局部肿胀（图2-49）,皮下瘀斑,伴跛行。

3. 局部压痛明显,足内翻或外翻试验阳性。

4. X线片检查未见骨折,并排除踝关节外侧副韧带完全撕脱或断裂。

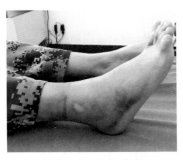

图2-49 局部肿胀

（三）踝关节扭伤后处理

踝关节扭伤后处理应当遵循"PEACE & LOVE"原则。《英国运动医学杂志》[（British Journal of Sports Medicine, BJSM)]2019年4月在其网站上提出对于软组织伤害处理的新观点,和以往最大的不同就是加入了心理因素,并去除了冰敷的建议;冰敷可以镇痛,但也可降低组织温度、影响血管生成、血管再通和发炎反应,延缓中性粒细胞和巨噬细胞浸润,增加未成熟纤维,导致组织再生受损和胶原合成过剩。

急性期（初期）采用PEACE原则:

Protection:保护 扭伤后先行护踝或支具固定保护,避免伤后最初几天增加疼痛的活动和运动。

Elevation:抬高 抬高患肢使踝关节高于心脏,增加静脉和淋巴回流,减少内部出血或损伤部位的组织液渗出,减轻肿胀。

Avoid NSAID：避免使用非甾体类抗炎药物　急性期（72小时内），除非必要尽量避免使用抗炎药物，炎症有助于软组织更好的再生，药物会抑制炎性反应影响组织修复。

Compression：加压　用弹力绷带或绷带包扎，适当加压，有助于限制关节内水肿和组织出血，以减少肿胀。

Education：教育　教育患者正确的伤害处理观念，积极康复，但应避免不必要的被动运动和医学检查，在无痛的前提下主动适度锻炼和休息，不能操之过急。

中后期采用LOVE原则：

Load：适当负荷　最佳的负荷（不产生疼痛情况下）可通过机械应力来促进肌肉、肌腱和韧带的修复、重塑及组织耐受能力的建立。

Optimism：乐观面对　保持乐观的态度，充分调动身体的积极因素有利于快速修复。

Vascularisation：血液循环　改善血液循环，促进组织修复。

Exercise：运动训练　通过运动训练不断刺激神经肌肉控制避免失能，维持心肺耐力加强局部血流量，恢复原本的运动功能和关节的活动度。

（四）四维疗法治疗踝关节扭伤

★"手"——踝关节扭伤排除骨折，对于伴有关节紊乱、无明显瘀肿者，先用拇指自伤处中心捋顺肌筋，再于踝部压痛点施以揉推、点按等轻柔和缓手法，并在牵引下行踝关节的复位手法，手法后支具或护踝保护。瘀肿严重者，48小时后行手法治疗。

★"针"——中、后期结构针刺：阿是穴、丘墟、申脉、解溪、昆仑等穴。

★"药"——药物：初期肿胀明显者，可外敷消肿止痛膏、双柏膏之类，口服七厘散或补筋丸；受伤当日疼痛明显、皮肤完好者也可痛处涂抹双氯芬酸钠（扶他林）软膏，不可用红花油等活血药物；后期口服小活络丹。

★"理"——损伤严重者根据损伤程度选用绷带、胶布或支具固定于踝关节中立位，并抬高患肢使踝关节高于心脏位置，若韧带完全撕裂者，伤后10天内制动，此后开始踝关节运动。早期行跖趾关节和膝关节的屈伸活动，解除固定后行踝关节的屈伸功能锻炼，并逐步练习行走；48小时后行无热量的射频治疗。中、后期逐步行踝关节背伸、跖屈、内翻、外翻及其抗阻训练、平地单足站

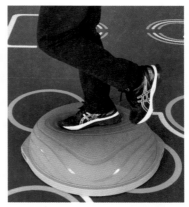

图2-50　波速（BOSU）平衡球单足站立训练

立、平衡软塌/波速（BOSU）平衡球（图2-50）、平衡板站立训练等。

记忆小歌诀

外伤出现踝扭伤，处理不当成家常；
肿痛压痛活动限，支具保护早锻炼；
手法复位加压包，乐观面对足抬高；
筋骨并重整体疗，手针药理辨证施。

九、针刀见奇效，跟痛立刻消

——跟痛症的诊治

诊疗医案：张阿姨今年51岁，平时爱好锻炼身体的她，经常到附近公园散步，每天约两万步。没想到，这种追求健康的方式给她带来

了大麻烦。正是因为走路太多,右足跟开始出现疼痛,以清晨下床时疼痛最为明显,活动一段时间后疼痛缓解。渐渐的足跟痛持续加重不能行走。她到医院拍了片子,跟骨长了骨刺(图2-51),为了去掉骨刺,她多方求医,膏药、偏方不知用了多少,但都无明显效果。经人介绍她找到了张主任求诊。张主任为其做了一次针刀治疗后,效果非常好,现在她的足跟痛已经全好了。她说:"张主任用针刀治疗足跟痛真是一绝啊!"

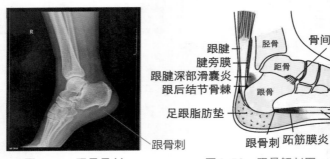

图2-51 跟骨骨刺　　　　　图2-52 跟骨解剖图

软伤小讲堂

　　跟痛症又称足跟痛,是由多种慢性疾患所致的足跟跖面疼痛,好发于40岁以上的中老年人,女性及肥胖者更为多见。

(一)哪些原因易导致跟痛症?

　　引起足跟痛的常见原因有很多,如跟骨下脂肪垫炎、跖腱膜炎、跟骨滑囊炎等(图2-52)。

　　1. 跖腱膜炎:跖腱膜附着于跟骨结节,对维持足纵弓的稳定有一定作用;因长途跋涉,负重行走,持续的肌肉、肌腱牵拉等反复作用,如果作用力超过跖腱膜的承受能力,会导致跖腱膜劳损,形成炎症而引起足跟痛。

2. 跟下脂肪垫炎:由于足跟长期受到压迫和感受风寒,造成跟下脂肪垫血运不畅,脂肪垫缺血,产生无菌性炎症。炎症产生的炎性因子刺激神经末梢会产生疼痛,重力会使这种刺激加重,从而直接加重疼痛。

3. 跟骨滑囊炎:跟骨滑囊位于跟骨结节与脂肪垫之间,在跳跃或体重过重时,容易使滑囊受到过度刺激,出现无菌性炎症,从而使炎性因子刺激滑囊壁的神经末梢而产生疼痛。

（二）跟痛症的自我诊断

1. 跖腱膜炎:足跟疼痛,呈放射性;晨起或长时间站立时明显,稍微活动后减轻,劳累后加重。跟骨结节前缘压痛,有轻微肿胀、发红。足侧位X线片可见跟骨骨刺。

2. 跟骨下脂肪垫炎:多在跟骨跖面负重面刺痛或钝痛,久立加重,休息和穿软底鞋缓解;跟骨跖面压痛较表浅,且有肿胀性硬块感。X线片有时可见脂肪垫钙化。

3. 跟骨滑囊炎:跟骨跖面负重面、跟骨结节周围疼痛,久立加重,休息和穿软底鞋缓解;跟骨结节下方肿胀,压痛较深,按之有囊性感。X线片可见跟骨骨质增生。检查多数可见跟骨骨刺。

（三）四维疗法治疗跟痛症

★"手"——手法按压、捋顺足底部及按揉承山、太溪、昆仑、内外膝眼等穴。

★"针"——针刀松解足跟部阳性反应点。

★"药"——急性期肿痛明显者,0.5％盐酸利多卡因注射液5 mL+地塞米松磷酸钠注射液5 mg局部注射。

★"理"——平时注重锻炼身体,防止足部过度疲劳,选择宽松、质地较好的软底鞋和活血化瘀、温经通络药物足浴;红外线或冲击波治疗。

记忆小歌诀

> 足跟疼痛病因多,气血瘀堵跟痛生;
> 腱膜脂肪滑囊炎,常见体胖老年人;
> 跖面疼痛与压痛,晨起久立痛加重;
> 行为习惯要科学,锻炼身体气血通。

附:关节软骨易损伤,膝部保养要趁早

——膝关节骨性关节炎的诊治

诊疗医案: 王阿姨,69岁,左膝关节疼痛不适10余年,2个月前去黄山旅游,回来后左膝疼痛加重,并逐渐出现关节肿胀,蹲起及上下楼梯困难。到医院拍片后诊断为左膝关节骨性关节炎(图2-53),骨科医生建议王阿姨行左膝人工关节置换术。王阿姨一听要做手术,心生恐惧。她说:"我年纪这么大,有

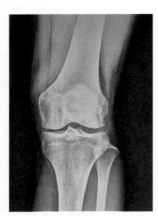

图2-53 左膝关节骨性关节炎

没有不用手术的法子啊?"辗转了多家医院,有的给她开了口服的消炎止痛药,有的给她开些外贴的膏药,有的让她做理疗,但经过1个多月的治疗效果都不理想。最终她慕名来到了全军软组织伤病康复中心。医生经过系统检查后,制定了四维疗法的治疗方案,经过2个疗程的治疗她康复出院了。出院前她握着经治医生的手说:"谢谢你!我去了那么多医院都说必须做手术,我都快绝望了!没想到你们

创立的四维疗法给了我希望,不但不用手术,而且几乎没有痛苦,短短3周时间,我又行走自如了"。

软伤小讲堂

膝关节骨性关节炎是指由于创伤、持续劳损、肥胖等所致关节软骨出现原发性或继发性退行性改变,并伴有软骨下骨质增生,从而使关节面逐渐被破坏及产生畸形,影响膝关节功能的一种退行性疾病。在老年人群中最为常见,其根本病因主要是继发性的,由于膝关节周围软组织损伤后,引起关节的力平衡失调。

（一）哪些原因易引起膝关节骨性关节炎?

一是膝关节周围软组织损伤引起的粘连、牵拉,破坏了膝关节的力平衡,使关节内产生了高应力点;二是由于某种疾病,如类风湿关节炎,破坏了关节周围的软组织,从而使关节内力平衡失调而出现了骨刺。

（二）膝关节骨性关节炎的诊断

1. 好发于中老年人,缓慢起病。

2. 膝关节疼痛,活动受限,晨僵≤30分钟。

3. 膝关节周围压痛,可有关节活动弹响或摩擦音、肿胀,股四头肌萎缩。

4. 膝关节正侧位片（图2-54）:膝关节间隙不均匀狭窄、骨质增

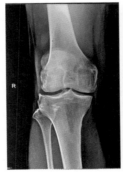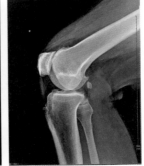

图2-54　膝关节正侧位片

生、髌骨偏离中立位等。

（三）四维疗法治疗膝关节骨性关节炎

膝关节骨性关节炎主要是由于慢性劳损、受寒或轻微外伤等造成膝关节周围软组织损伤，引起膝关节的力平衡失调。因此，治疗主要是通过针法、手法等松解外周软组织，消除异常应力和软组织无菌性炎症的刺激；同时辅以药物抑制炎症，保护关节软骨，恢复膝关节正常的平衡关系。

★"手"——手法　对髌下脂肪垫、股四头肌、内外侧副韧带、腘绳肌等膝骨关节周围以及腰臀部相关组织行松解和调整，隔日1次。

★"针"——结构针刺/针灸/针刀/银质针　针灸/结构针刺：阿是穴、内外膝眼、膝阳关、血海、梁丘、足三里、阴陵泉、阳陵泉等，隔日1次；针刀/银质针：髌下脂肪垫及髌骨周围支持带、内外侧副韧带、股四头肌肌腱、鹅足滑囊、阔筋膜张肌等阳性反应点松解，1次/周。上述针法视软组织损害情况每次选择一种，轻者首选结构针刺或针灸，重者首选针刀或银质针或根据病情辨证采用上述针法。

★"药"——关节腔注射玻璃酸钠注射液，玻璃酸钠为膝关节腔滑液的主要成分，为软骨基质的成分之一，关节腔内注射可以起到保护关节软骨，润滑关节，抑制炎症反应，缓解疼痛的作用。关节内注射：25 mg/次，1次/周，5次/疗程；也可口服软骨保护剂如硫酸氨基葡萄糖胶囊或外贴活血止痛膏等。

★"理"——急性损伤应适当休息避免患肢负重；恢复期避免长时间站立、行走、跪、蹲、上下楼梯以及行走或半蹲位时突然转膝。肥胖者控制体重以减轻膝关节负荷。指导患者进行膝关节功能锻炼，加强股四头肌及膝关节周围肌肉对膝关节的支持作用。

损伤膝关节的运动包括深蹲、爬山、强迫体位（如长时间蹲、跪等）。膝关节的骨质很重要，然而支撑骨骼的肌肉同样很重要。膝关节骨性关节炎患者，除了每天保持散步、游泳、骑车等有氧运动外，还要进行靠墙静蹲、平卧直腿抬高、坐位膝关节抗阻屈伸等这种安全又有效的肌肉锻炼运动。

简单的判断方法是：由美国关节炎基金会和关节炎自我管理课程提出指导关节炎患者平时适度锻炼的"2小时疼痛原则"。即：如果患者在活动锻炼后，病变关节疼痛达到甚至超过了2小时，意味着其活动过多，就要减少运动量了。

记忆小歌诀

关节软骨易损伤，膝部保养要趁早；

外伤寒凉应避免，软组织伤须早防；

应力失衡结构变，积累退变是基础；

活动受限痛难行，四维疗法系统疗。

第三章

医案集锦

❖ 颈椎——偏头痛 ┈┈┈┈┈┈┈┈┈┈┈┈┈┈┈┈┈┈┈┈┈┈┈┈

病例1 女性，12岁，小学生。8年前练习舞蹈时，不慎摔倒后出现左侧头痛。2015年7月9日来诊，经行1次颈$_5$椎定位调适平衡手法治疗头痛消失，至今疗效巩固（图3-1）。

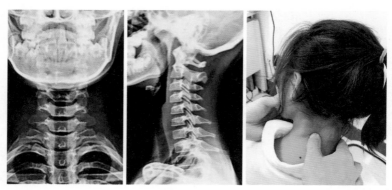

图3-1 病例1

病例2 女性，6岁，左侧头痛6个月。2010年9月27日来诊，经查体结合颈椎正侧位片，诊断为颈源性头痛。经行1次颈$_2$椎定位调适平衡手法治疗后，左侧头痛消失（图3-2）。

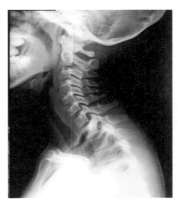

图3-2 病例2 X线片图

病例3 女性,33岁,办公室职员。双侧交替性头痛十余年,加重一年。每次发作持续16小时左右,由轻到重,6小时后达到头痛高峰,同时伴有恶心、呕吐、怕光、牙痛;发作间隔时间2周至3个月。曾于外院多次就诊,诊断为神经性头痛、血管性头痛,经口服药物、针灸等治疗无效。2016年2月15日来诊,诊断为:颈源性头痛。经行1次颈部结构针刺和颈$_2$椎定位调适平衡手法治疗后,头痛减轻、牙痛消失(图3-3)。

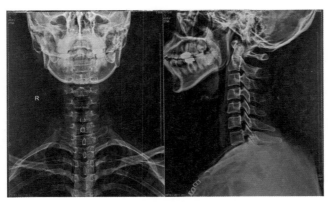

图3-3 病例3 X线片图

❖ 颈椎——"突发性耳聋"

病例4 男性，57岁，公司总经理。右侧听力障碍1周。患者因连续加班，1周前突然出现右侧失聪，先后到两家三甲医院耳鼻喉科就诊，行声阻抗、听力检测、内镜等检查后，诊断为突发性耳聋。给予静脉滴注舒血宁注射液、口服醋酸泼尼松片等治疗1周，听力无改善。2017年7月15日慕名来诊，经查体初步诊断为颈源性耳聋。给予1次颈背部结构针刺治疗患者自觉头清目明，听力部分恢复；次日行颈椎X线片检查后行1次颈₅椎定位调适平衡手法治疗，患者听力恢复正常，至今疗效巩固。

核心提示：颈源性耳聋是因急慢性损伤致颈椎椎体位移及其周围软组织损伤颈椎内外平衡功能失调，交感神经受刺激或椎动脉受压迫，致椎基底动脉供血不足或迷路动脉反射性痉挛，从而使内耳供血障碍，引起耳鸣、听力下降，甚至耳聋。因此治疗的关键是纠正椎体位移，消除软组织无菌性炎症，恢复颈椎平衡功能。

❖ 颈椎——牙痛

病例5 女性，42岁，医生。右侧牙痛十余天。之前曾到多家医院口腔科就诊均未查出明确病因。2016年11月11日，张国龙主任受邀在某部进行《脊柱软组织伤病的临床诊治》讲座后，该医生来诊。经查体诊断为：颈源性牙痛。行颈4椎定位调适平衡手法治疗后牙痛当即消失（2016-11-15中国军网：《大疗张国龙：妙手神针医顽疾》）。

核心提示：脊柱异常可引起一百余种病症，除了常见的颈肩腰腿痛外,还可致头痛、头晕、视力减退、脑鸣、耳鸣、耳聋、牙痛、血压异常、血糖增高、腹胀、腹痛、下肢水肿等,是临床常见病、多发病。临床上一些病症经专科检查未发现明确病因或经专科治疗效果不明显时,应排除脊柱源性疾病所致。

❖ 颈椎——面神经麻痹、牙痛

病例6 张小姐,女性,26岁,深圳某银行职员,2002年7月9日就诊。一副美丽的身材和一份不错的工作,追求她的男生有一个排,但自半年前患"左侧面神经麻痹"出现眼斜嘴歪、牙痛后,严重影响了她正常的工作和生活。于某中医医院坚持行针灸治疗无明显效果,而且曾对她海誓山盟的男友也渐渐疏远,并以分手告终。

抱定终身不嫁的她是有幸的,有人向她推荐了张医生,不打针,不吃药,用一双手就能治病。带着疑惑的目光,朋友将她带到张医生面前,张医生让她坐在一个有靠背的座椅上,用手触摸检查后,一手拇指顶住一节颈椎,另一手托住下颌轻轻一旋,只听"咯噔"一声。张小姐眼不斜了,牙不痛了,嘴角也正了好多。后来在出现牙痛时,来门诊做一次手法牙痛便立即消失,经过6次手法治疗后上述症状全部消失。张小姐激动地跳了起来:"眼亮了,牙不疼了,真神了!"

半年后,张小姐携爱人专程来院送喜糖给张医生以表谢意。

❖ 颈椎——肩痛

病例7、8 2018年4月26日上午,门诊遇到2例被诊断为右侧肩周炎的颈源性肩痛的男性患者,从患者主诉和问诊即诊断为颈椎病,结合查体和X线片检查确诊。查体和读X线片可发现2位患者均有咽炎、右侧肩臂痛、头痛等体征和症状。

病例7 男性，40岁，电脑工程师。右侧肩痛3个月，颈椎正侧位片：颈椎向患侧弯曲，颈曲反向，颈$_5$棘突上下棘突间隙不等宽，颈$_{5-6}$椎间隙前窄后宽，椎体后缘骨质增生；咽后壁软组织增宽（图3-4）。

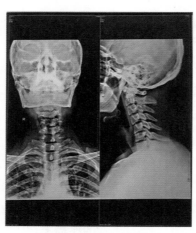

图3-4　病例7 X线片图

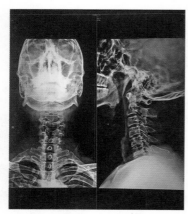

图3-5　病例8 X线片图

病例8 男性，51岁，会计。右侧肩痛2个月，颈椎正侧位片：颈椎向患侧轻度弯曲，颈曲变直，颈$_4$棘突上下棘突间隙不等宽，颈$_{4-5}$椎体序列差；咽后壁软组织增宽（图3-5）。

核心提示：肩周炎与颈源性肩痛都有肩痛，但肩周炎患者肩臂上举、外展、后伸、内旋等主动及被动活动均明显受限，肩周压痛；而颈源性肩痛多在某一方向主动活动轻度受限或被动活动不受限，并且有颈椎病职业史及颈$_4$或颈$_5$棘突旁压痛，而肩周压痛不明显；颈椎正侧位片：可有颈椎侧弯、颈椎曲度改变，颈$_{4-5}$或颈$_{5-6}$节段椎体序列和棘间隙的改变等。

病例9 女性，57岁，左肩痛、活动受限1个月。来诊前曾因"左侧冈上肌腱钙化"于外院2次行左肩部针刀治疗，每次针刀治疗后均好转3～5天，后症状依旧。查体：颈椎曲度直，轻度左凸侧弯，颈部活动受限，以左侧屈和后伸受限明显；左肩上举轻度受限，被动活动正常；颈$_4$旋，棘旁左侧压痛；肱二、三头肌反射对称引出，霍夫曼征阴性。颈椎正侧位片：颈曲变直，颈$_{4-5}$椎体序列差，寰枕融合畸形。诊断为颈源性肩痛。给予颈部结构针刺及颈$_4$椎定位调适平衡手法治疗后，左肩痛消失，活动功能恢复正常（图3-6）。

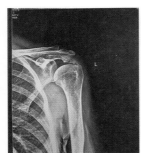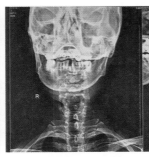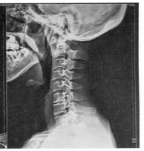

图3-6 病例9 X线片图

核心提示：正常肌腱到钙化需经过肌腱-软骨化-钙化，是一个漫长的过程。该患者肩痛1个月，与影像学显示的冈上肌腱钙化的病理改变过程并不一致。该患者痛非病所，病在颈而痛在肩；因此，治颈而肩痛消。颈椎正侧位片显示："颈曲直，颈$_{4-5}$序列差"也与临床主诉（神经定位）、触诊定位和检诊定位诊断一致（详见第一章软组织伤病的诊断和软组织伤病的治疗）。

❖ 颈椎、胸椎、腰椎——耳聋、胸痛、血糖增高 ······

病例10 一位耳聋久治不愈的患者，仅仅半个月的时间竟然在张医生的手下恢复如初。2017年5月初的一天，张医生接到一位首长从北京打来的电话，介绍远方一位55岁的男性朋友前来就诊。这位患者由于公务繁忙长期伏案工作，加之平时姿势不当，13年前先后出现了耳鸣、脑鸣和听力减退的症状，4年前左侧听力完全丧失，作为一名领导听不到声音不仅给他的工作和生活带来很多困难，而且对他的身心造成了很大的损害。为此他先后辗转于北京，上海，郑州等地多家三甲医院诊治，均被诊断为"神经性耳聋"。期间接受了十多位专家的各种西医疗法和口服中药治疗，但都无明显效果。后来听取上海复旦大学附属眼耳鼻喉科医院耳鼻喉特需病科主任医师陈兵教授的建议，停止了西医的各种疗法，寻求中医外治法治疗。

他第一次来诊，经过张医生6天治疗脑鸣消失，耳鸣好转、听力部分恢复。后因工作需要中断治疗。他第二次来治疗时，张医生认真细致地为他查体后，发现右侧胸壁仍贴着膏药，并且颈、胸椎和腰椎都还有一些问题。"除了耳聋，您还有哪里不舒服？""我的胸痛、头晕也跟这也有关吗？"张医生点了点头。

上次仅仅治疗了6天，距这次治疗已经过去2个月，但这次来患者精神状态和坐、立、卧、行等姿势均有了明显的改观。经过四维疗法的治疗后，他发现耳鸣频率和程度都显著好转。他一脸疑惑地问："主任，您上次给我重点治疗的是颈椎，这次好像胸椎、腰椎治的多了？"张医生笑着说："这就是四维疗法科学之处，人体是一个有机整体，不能哪疼医哪啊。"他正听张医生说着突然间愣了一下，高兴地说："今天治疗后，感觉一下子头清目明了，耳鸣、耳聋也都消失了，前几天电话调到最大音量还听着费劲呢。"经过几次手法、针法、中药熏蒸和健康教育等治疗后，他感觉胸闷、胸痛的症状都一一消失了，更让他惊讶的是血糖随着四维疗法的治疗慢慢地降了下来，甚至出现了几次低血糖的反应（图3-7）。

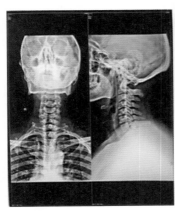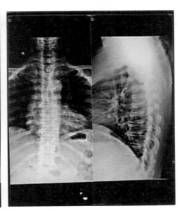

图3-7　病例10 X线片图

　　张国龙医生创立的四维疗法通过调理脊柱从而解决了患者的一系列病症，这其中究竟有怎样的玄机呢？首先来了解一下张医生的四维疗法。四维疗法即采用手法、针法、药物对软组织伤病进行立体治疗的同时，给予心理疏导，健康教育，功能锻炼等的一种系统疗法。治疗原则：筋骨并重，中西结合，辨证施治，整体调理。通过对脊柱改变和病情发展的认识，有针对性地为患者定制一套系统的个性化治疗方案。一般西医认为神经性耳聋是由于螺旋器毛细胞、听神经、听觉传导路径或各级神经元受损害导致的声音感受与神经冲动传递障碍造成的听力减退，临床上统称之感音神经性耳聋。而中医认为肝胆经循行耳朵周围，肾主骨开窍于耳，耳聋原因是肝肾亏虚，再加上经络不通，津液不能直达脑窍，耳朵周围筋脉失养导致，老师通过手法、针法、中药熏洗和身心调理法使肝肾得到濡养，使瘀堵的经络通开，这一套思路和张医生的四维疗法不谋而合,辨证论治,三因治宜,中西结合,恰恰体现了四维疗法的科学性和实用性。张医生认为该患者所谓的"神经性耳聋"是跟脊柱功能失衡有关,运用四维疗法使脊柱恢复整体平衡功能来达到标本兼治的目的;这不仅使他的听力恢复正常,而且耳鸣、脑鸣、胸痛和血糖增高等一系列症状、体征得以消失。

"中心"的四维疗法,手法、针法、药物、身心调理法,不单是这四种治疗方法的简单相加,也不是单纯的中药加西药,而是中西医有机结合、协同增效,因人而异,因病而施。俗话说:上医治未病。四维疗法不仅是治愈疾病,而且可以预防疾病,更重要的是改变了患者的健康观念。

❖ 颈椎——颈痛、头颈部歪斜 ------------------------------------

2017年9月22日,在最近一次跟随张医生出诊时遇到几位寰枢关节半脱位的小患者,年龄均不满12周岁,由于诊治及时均通过1次手法治愈。

病例11　女性,10岁,小学生。海水游泳后出现颈痛、头颈部歪斜、活动受限3小时(图3-8)。

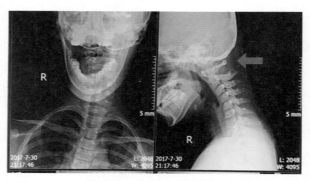

图3-8　病例11 X线片图

病例12　男性,4岁。卫生间滑倒后出现头颈部歪斜、颈痛、活动受限5小时(图3-9)。

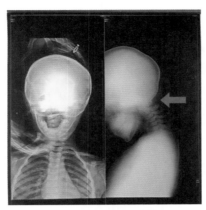

图3-9　病例12 X线片图

病例13　男性,8岁。咽痛1周、颈痛活动受限1天(图3-10)。

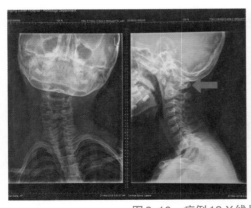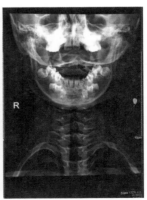

图3-10　病例13 X线片图

核心提示:寰枢关节半脱位是儿童时期斜颈畸形的最常见原因之一。常见的原因为头颈部轻微外伤、慢性咽喉炎、颈部淋巴结炎、中耳炎等；另外头颈部长期处于不正确姿势使一侧颈部肌肉劳损或痉挛也是常见原因之一。较轻的患者，颈痛、颈部肌肉痉挛、头颈部歪斜、活动受限、不敢起坐或站立；重者可压迫颈脊髓，出现四肢无力、走路不稳、手不灵活、呼吸、吞咽困难、视物不清、眩晕、耳鸣、二便异常等病症，甚而影响生命。孩子出现头颈部歪斜时，如有跌倒、头部触碰等轻微外伤史或有咽痛等上呼吸道感染史应及时就诊，发生寰枢关节半脱位应抓紧时间尽早复位。

❖ 胸椎———侧乳房痛

　　病例14　女性，33岁，办公室职员。左侧乳房疼痛半年。2013年9月20日慕名来诊。查体：胸$_4$旋，棘旁左侧压痛，棘上韧带剥离、压痛；胸廓挤压征阴性；胸背部皮肤未见异常；双侧上下肢反射对称引出。胸椎正侧位片：胸椎骨质结构未见异常。诊断：胸椎小关节错位。给予胸$_4$椎定位调适平衡法治疗后，左侧乳房疼痛消失（图3-11）。

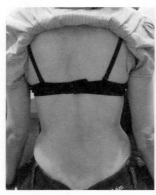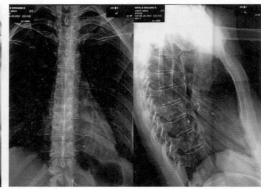

图3-11　病例14

❖ 胸椎——右侧胸壁痛及腋下痛

病例15 女性，69岁，疗养员。因腰痛行针灸治疗，2018年4月19日午休后起床时，突然出现右侧胸壁及右腋下疼痛，值班医生初步诊断为："胸大肌拉伤"，建议冷敷，患者拒绝；于是给予麝香壮骨膏外贴痛处及休息。晚间疼痛加重致右臂不能抬举，翻身起坐困难。4月20日行胸部正侧位片检查：心肺膈及胸椎骨质结构未见异常，继续给予外贴膏药治疗。4月23日，张国龙主任得知情况后，前去看望并给予诊治。诊断：胸椎小关节错位。当即给予胸椎定位调适平衡手法复位，患者右胸壁及腋下疼痛消失，右臂活动恢复正常（图3-12）。

"哎呀！真是神了！我前面痛您在我后背治疗一下怎么就好了呢？"阿姨惊喜之余不免心存疑惑。

张主任解释道："胸椎小关节错位的患者临床症状复杂多样，往往是痛非病所。这就需要我们用四维疗法整体辨证的思想来诊治，也就是找到病根对因治疗，这就是所谓'前病后治'的

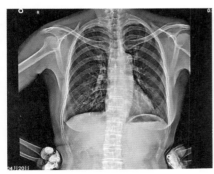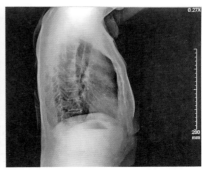

图3-12 病例15 X线片图

效果啊！"

阿姨由衷地竖起大拇指赞叹道："专家就是专家！"

核心提示：治疗软组织伤病应遵循"筋骨并重、中西结合、辨证施治、整体调理"的治疗原则，不能"头痛医头、脚痛医脚"。腰痛针灸治疗腰部后异常应力集中于背部，加之起床时姿势不当，两侧上肢用力不协调致胸椎小关节错位。

❖ **胸椎——呼吸不畅、胸闷** --

病例16 女性，48岁，教师。腰背痛10余年，双下肢痛2年，加重3个月。2000年8月7日以"腰椎间盘突出症"住院治疗，住院20天后腰腿痛症状明显好转，住院1个月即将康复出院之际，晚间先后2次出现胸闷、呼吸困难、面色发绀。首次行胸椎小关节手法调整后呼吸通畅、面色恢复正常；3天后再现呼吸困难症状，给予腰背部银质针治疗、手法调整第3胸椎及健康教育指导；40天后康复出院。

病例17 男性，21岁，工兵营战士。2018年6月26日到某部巡诊期间该战士自述呼吸不畅、胸闷1年半。曾多次就诊于军、地医院的呼吸科及胸外科，行胸部X线片、CT、心脏彩超等检查均未见异常改变。查体：胸$_1$、胸$_4$旋，棘旁压痛，右侧背肌较左侧高隆。诊断：胸椎小关节紊乱症。给予背部结构针刺及手法调整胸$_4$椎后，上述症状消失。

核心提示：长期腰背肌劳损或颈、腰椎损伤性疾病代偿可致胸椎小关节紊乱，加之胸背部的不显性外伤、受凉、不良的姿势等致胸椎失代偿而发病。胸椎小关节紊乱除可引起背部僵硬发板、疼痛、发凉外，还可引起胸痛、胸闷、呼吸困难、胃痛、血糖增高等类似它科的病症,治疗时应筋骨并重,整体调理。

❖ 胸椎——下肢无力、倒地

病例18　男性,51岁,公司总经理。腰背痛8年,双下肢萎缩、无力6年,加重1个月。2014年12月6日慕名来诊,自述1个月前散步时突然下肢无力摔倒,1周内发生2次。查体:胸$_{11-12}$后凸,胸$_6$、胸$_7$、胸$_{11}$、腰$_3$、腰$_4$旋,棘旁压痛;胸$_{11}$叩击痛;双侧腰背肌交叉痉挛、压痛,双侧髂腰肌、左侧阔筋膜张肌压痛;双侧股四头肌萎缩;腰脊柱三种试验阴性;双侧腓总神经压迫试验阳性;左侧下腹壁反射未引出;双膝腱反射、跟腱反射亢进;踝阵挛阳性;MRI:① 胸$_{11-12}$椎间盘突出,椎管狭窄,同层面脊髓水肿;② 腰$_{4-5}$椎间盘突出,椎管狭窄;③ 腰$_{2-3}$、腰$_5$-骶$_1$各间盘膨出;④ 腰$_5$-骶$_1$椎体终板软骨炎性改变;⑤ 胸腰椎骨质退行性改变。结合影像学检查诊断为:① 胸椎间盘突出症(胸$_{11-12}$);② 胸腰椎小关节紊乱症。经全麻下银质针治疗1次,并给予手法、药物等四维疗法治疗,20天后患者康复出院;出院后坚持行腰背部、腹部功能锻炼,至今疗效巩固。

核心提示:该病例MRI显示:胸腰椎多节段突出(膨出),但责任节段只有一个即为胸$_{11-12}$,患者出现无力、摔倒的症状主要原因在于散步时转身姿势的刺激加重了突出的胸椎间盘对脊髓腹侧的脊髓前动脉的压迫,脊髓前动脉受压缺血致下肢突然无力倒地。通过四维疗法松解椎管内外软组织、纠正椎体位移、扩大椎管容积,消除突出椎间盘对脊髓的压迫,恢复脊柱整体平衡功能,从而获得痊愈(图3-13)。

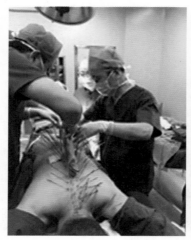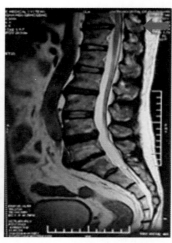

图3-13　全麻下银质针治疗和MRI图

❖ 胸、腰椎——对称性膝、踝、腕关节疼痛 ································

　　病例19　男性，42岁，水产批发商。双膝、踝、腕关节疼痛半年余，晨起加重。患者曾于外院多次诊治，行患处X线片、血、尿常规、血沉、抗"O"、类风湿因子等检查均未见异常改变；给予口服吲哚美辛片、痛处外贴伤湿止痛膏等治疗无好转。2017年3月30日来诊，查体：腰曲直，腰部活动受限，胸$_2$、腰$_{1、2、4}$旋，棘旁压痛，无放射痛；背伸肌、双侧大小圆肌、阔筋膜张肌、双膝内外侧及髌下脂肪垫、双侧内外踝下端、双腕关节内侧压痛，膝、踝、腕关节活动功能无明显受限；膝腱反射、跟腱反射对称引出；腰脊柱三种试验阴性；双侧腓总神经压迫试验阳性。腰椎正侧位片：腰$_{2-3}$、腰$_{3-4}$椎间隙变窄，腰$_{2-4}$椎体骨质增生。腰椎MRI：腰$_{2-3}$、腰$_{3-4}$椎间盘膨出，腰椎退行性变。诊断：胸腰椎小关节紊乱症。给予针刀松解腰背部软组织、结构针刺及手法调整腰$_4$、胸$_2$椎后，患者上述症状消失（图3-14）。

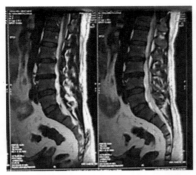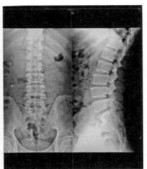

图3-14 病例19 MRI图

核心提示：胸腰椎小关节紊乱合并肩背部、腰臀部椎管外软组织损害，向上传射可至上肢肘、腕、手部，向下传射可至膝、踝、足跟部等。本病例因胸腰椎小关节紊乱，晚间单一姿势卧床、看手机等习惯以及晨起从事水产售卖工作，职业性寒湿刺激都加重了软组织损害而使症状加重。

❖ **腰椎——头晕**

病例20 女性，82岁，头晕40余年，加重5年。患者5年前因"颈胸椎退变致头晕加重"行颈胸椎内固定手术，术后头晕无缓解。2017年3月7日来诊，查体：颈曲直，活动受限，颈$_2$-胸$_6$水平可见长条形手术瘢痕；胸椎后凸加大，脊柱呈"S"形，颈腰背肌交叉痉挛；颈$_2$、胸$_6$、腰$_2$、腰$_3$棘旁压痛，以腰$_2$为明显；腰$_{2-3}$棘突呈阶梯状改变。X线片：颈曲直，颈$_{3-7}$钢板螺钉固定术后改变，胸椎右凸侧弯，腰椎左凸侧弯增生退变，腰$_{2-3}$椎体呈阶梯状，腹主动脉钙化。诊断：腰椎后关节紊乱症。给予针刀松解颈背腰臀部软组织和手法调整腰$_2$椎，患者头晕消失（图3-15）。

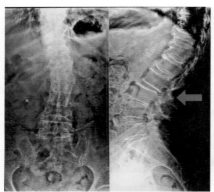
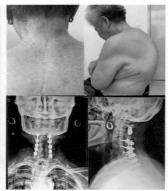

图3-15　病例20

　　核心提示：人是一个有机的整体，在结构上不可分割，在功能上相互影响。疾病的诊治要有整体观念，颈胸椎手术后上段脊柱相对固定，治疗后症状无缓解，应考虑下段脊柱是否出了问题，该病例调整腰$_2$后脊柱功能得以代偿，头晕症状消失。

❖ **腰椎——腹胀**

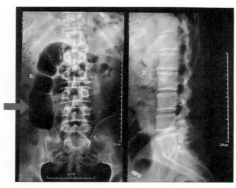

图3-16　病例21 X线片图

　　病例21　男性，54岁，法官。右侧腹胀2天。曾于消化内科、普外科就诊，行小肠镜及腹部MRI检查均未见异常。2013年3月15日来诊，诊断为：腰源性腹胀。经行腰部结构针刺和腰椎定位调适平衡手法1次治疗后，腹胀消失（图3-16）。

病例22 男性,46岁,飞行员。2020年3月22日踢足球时不慎腰部扭伤出现腰痛,腰痛逐渐加重,并于4小时后出现腹胀;腰部活动受限、生活不能自理,6小时后急诊来院。经查体结合腰椎正侧位片,诊断为:① 急性腰扭伤;② 腰源性腹胀(图3-17)。经行1次腰部结构针刺及腰椎定位调适平衡法治疗后,腰痛及腹胀消失(图3-18)。

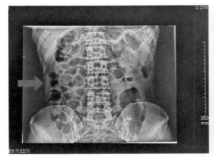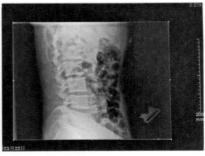

图3-17 治疗前右侧肠腔胀气明显

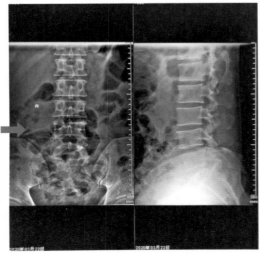

图3-18 治疗后右侧肠腔胀气消失

❖ 腰椎——腹痛、腹胀 ··

　　病例23　女性，63岁，会计。腰痛及右侧腹痛、腹胀1周。查体：腰曲略平直，腰椎向右侧弯，右侧腰肌紧张、压痛，腰$_3$旋，棘旁右侧压痛，棘间隙无明显改变；腰脊柱三种试验阴性。诊断：腰椎后关节紊乱症。经2次腰部结构针刺及1次腰$_3$椎定位调适平衡手法治疗后，腰痛及右侧腹痛、腹胀消失（图3-19）。

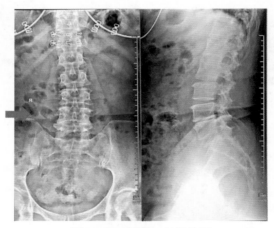

图3-19　病例23 X线片图

　　核心提示：腰部急慢性损伤致椎体位移及其周围的软组织损伤，软组织无菌性炎症的化学刺激，直接作用于椎旁组织的神经末梢，或周围神经支引起反射性腹痛；刺激位于腰脊柱两侧的交感干（肠系膜上、下神经节），抑制胃肠蠕动，致使胃肠内容物潴留产气；同时，患者因疼痛刺激不敢翻身活动，精神紧张、肌肉痉挛，组织内压力进一步增高，造成肠蠕动减慢，使肠道内的气体和粪便不能有效地排泄。

❖ 腰椎——"阑尾残端炎"

病例24　女性,32岁,信息工程师。2009年因阑尾炎行阑尾切除术,术后时感右下腹牵扯痛,每年不定期发作数次,2～3天后疼痛自行消失。2017年8月24日晨起后出现右下腹牵扯性疼痛,未加在意;次日右下腹痛加剧,先后于2家医院就诊,辗转于外科、妇科等多个科室,行血常规、阴式彩超等检查均未见异常改变;下腹部CT显示:回

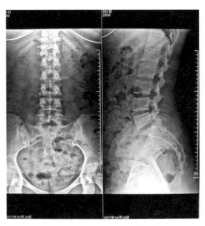

图3-20　病例24 X线片图

盲部改变,盆腔少量积液。诊断:阑尾残端炎,给予奥硝唑、强林坦注射液静滴等治疗后疼痛无明显缓解。2017年8月28日来诊,查体并行腰椎正侧位片检查,诊断:腰源性腹痛。经行2次腰部结构针刺和1次腰椎定位调适平衡手法治疗后,腹痛消失,至今疗效巩固(图3-20)。

❖ 腰椎——腰痛、生活不能自理

病例25　女性,38岁,护师。2016年8月12日在参加单位羽毛球比赛时腰部不慎扭伤,出现腰痛、腰部活动受限,随即到当地驻军医院就诊,行腰椎CT等检查未见异常,诊断为"急性腰扭伤"。给

予卧床休息及外贴膏药治疗腰痛无好转,并渐行加重,不能翻身起坐,呈强迫仰卧位。2016年8月20日,救护车送至就诊,医护人员用担架抬入诊室。由于患者疼痛剧烈、活动受限,不能进一步行腰椎正侧位片等检查,只能在担架上行有限的针对性查体及手法治疗,经过近10分钟手法点压及捋顺腰椎棘旁肌筋,患者腰痛消失。由于患者伤后生活不能自理,来时仍旧穿着比赛时的体能T恤、短裤,激动之余赤脚从担架下来,自行走出医院数百米,至今疗效巩固。

核心提示: 腰部软组织损伤和腰椎关节的微小位移,现有的影像学检查还不能发现和证实,但通过中医手法触诊可查出筋位异常和椎体在三维空间的位置变化,即"骨错缝,筋出槽";从而据此治疗疾病,使"骨对缝,筋入槽"。

❖ **腰椎——腹痛、腹胀、尿频**

病例26　某日上午张国龙主任的专家诊室外聚集了许多等待就诊的患者。一位66岁的妇女蜷着背勾着腰在儿子的搀扶下步入了诊室,她脸色蜡黄,神情惆怅,眼神里带着一丝期盼,缓慢地在主任面前坐了下来,开始诉说她的病情:"主任,两个月前的一天我在家干着家务呢,我爱人在我旁边,突然说他头晕得厉害,眼看他马上就要倒地了,我一把扶住他,那一瞬间只听见我腰间'咔嚓'一声响,我感觉到我的肚子疼了起来,而且里面好像有一股气在不断膨胀,越胀越大。我去医院拍摄X线片,医生说我腰椎有轻度骨折(腰$_2$椎体轻度楔形变),我觉得这应该没什么大问题,就一直在家贴着膏药偏方休息。可两个月过去了,我的腰越来越疼,腹胀、腹痛也加重了,还出现了双侧大腿前面麻木和右侧大腿后面疼痛以及小便次数越来越多的情况。我去了很多大医院寻求治疗，专家们都建议我手术，可我自己还是希望能保守治疗。听闻您最擅长保守治疗各种疑难痛症，所以我慕名而来。"张主任认真检查后，让她到原就诊的医院再摄一张同样的X线片，结果X线片出来后摄片医生说她的腰椎骨折程度明显加重了（腰$_2$椎体楔形变）。

"没有明显外伤史却发生腰椎压缩性骨折的病例比较少见，考虑一方面是在扶您爱人时肌肉突然强烈收缩，再加上当时您不良的姿势对腰椎产生的异常应力；另一方面，您骨折2个月后骨折程度加重，结合你的年龄我考虑你有骨质疏松。"之后主任为患者进行了认真细致的查体，并仔细阅读了患者的X线片说道："从片子上看，您确实存在骨质疏松，加之肌肉的强烈收缩和异常应力，致使腰椎椎体压缩性骨折及小关节发生位移，压迫和刺激了位于椎旁的交感神经节（肠系膜上、下神经节）、脊神经，使肠道功能紊乱，从而出现了腹胀、腹痛、尿频、下肢麻木、疼痛等症状。今天先给您做一次腰背部的针刀松解术，然后再做一次手法复位，接下来几天做些理疗，我想会有不错的效果。"患者听完非常高兴，连连点头说："我一定好好配合您的治疗！"

就这样患者经过一次针刀和手法复位治疗，恰如主任预期的那样，取得了非常好的疗效。周二来复诊时，只见她神采奕奕，脸色红润，迈着大步走进了诊室，她高兴得像绽放的花儿，紧紧握住主任的手说道："主任，您给我做完治疗之后，我感觉腰特别轻松，腹胀、腹痛和尿频基本消失了，而且现在我的双侧大腿前面已经不麻木了，左侧大腿后面疼痛也明显减轻了，实在是太感谢您了！"主任微笑着说道："当给您检查结束后，治疗方案就在我脑海中形成了，运用四维疗法也基本达到了预期。然而治疗并未结束，现在最重要的是要养成良好的行为习惯、增强你的骨骼强度，调整好心情；骨骼强健了，心态变好了，才是预防和巩固疗效的根本之计！"诊室里充满了欢乐的气氛,我深深感慨自己又一次见证了这样一个奇迹:腰椎压缩性骨折引起神经受压的症状,竟然可以通过非手术治疗,取得这么好的疗效! (图3-21、图3-22)

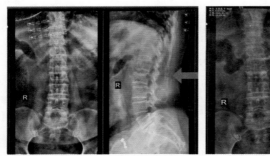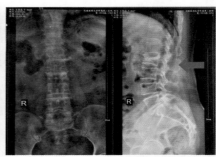

图3-21　病例 26 2016年2月6日X 图3-22　病例26 2016年3月23日X线
　　　　 线片图　　　　　　　　　　　　　 片图

　　这个真实生动的小故事,也时刻提醒着我们的中老年朋友,无明显外伤引起的腰椎压缩性骨折,大多存在骨质疏松,常因症状不明显而被大家忽视,因此时刻关注自己的骨骼健康,防止骨量流失,积极改善骨质疏松状态,对骨折的预防和治疗都具有十分重要的意义(脊柱康复联盟2016-05-29《骨骼健康,您关注了吗? 》许梦阳原创)。

　　核心提示:腰椎压缩性骨折不仅是患椎椎体形态学的改变,更重要的是损伤瞬间脊柱遭受异常应力造成着力点部位椎体位移及其周围的软组织损伤,使腰椎功能失代偿而出现相应症状。治疗上应筋骨并重恢复脊柱的整体平衡功能,而不能只重视椎体形态的复原,忽视椎体位移的调整及其软组织损伤的治疗。椎体压缩后无明显椎管内病变,应先行正规保守治疗,患者大多预后良好。另外,骨质疏松患者因骨质力学结构性能下降,肌肉强烈收缩也可发生椎体压缩性骨折。

❖ 腰椎——骶尾痛

　　病例27　男性，51岁，公务员。骶尾部疼痛3年。患者自述3年前不慎滑倒臀部着地以后，出现骶尾部疼痛；口服西乐葆、局部外贴膏药近1个月无好转。先后到丹东、沈阳、北京等地医院就诊，行骶尾椎正侧位片示：尾骨向前移位。诊断为"尾骨错位"，给予肛门指诊复位、理疗、针灸等治疗无好转。2012年7月3日来诊，查体：腰曲直，腰部活动轻度受限，左右侧屈活动不对称；腰$_3$旋，棘突旁压痛，棘上韧带剥离、压痛；棘突间隙无明显改变；骶尾韧带压痛；双膝腱反射、跟腱反射对称引出。腰椎正侧位片：腰椎曲度变直，腰椎轻度左凸侧弯，腰$_{3-4}$序列差。诊断：腰椎后关节紊乱症。给予腰部结构针刺及腰椎定位调适平衡法治疗，骶尾部疼痛消失。

　　核心提示：腰椎后关节紊乱症可表现为腰部疼痛，甚至有臀部、大腿或骶尾部疼痛；轻度活动后减轻，单一姿势过久或劳累后加重。本病例滑倒臀部着地，异常应力传导至腰部，造成腰$_{3-4}$关节错缝，刺激腰$_4$脊神经后支，表现为跨越其3个脊椎节段骶尾部的疼痛；恰巧骶尾椎X线片显示"尾骨错位"，加之有"臀部着地史、骶尾部疼痛"而误诊、误治。

❖ 腰椎——髋关节痛

　　病例28　男性，60岁，公务员。右髋关节疼痛30余年。自述右髋关节疼痛30余年，不能右侧卧位；曾于外院多次诊治，诊断为"右髋关节滑囊炎"。2016年7月15日来诊，查体：腰椎轻度左凸侧弯，

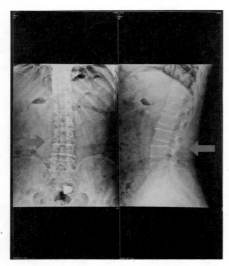

图3-23 病例28 X线片图

腰部活动受限,以左侧屈明显;腰₃旋,棘旁右侧压痛,双侧横突末端、髂嵴、臀中肌、阔筋膜张肌压痛,以右侧明显;右髋关节屈伸及内外旋活动无明显受限,右侧大转子部无肿胀及压痛;双侧"4"字试验阴性。诊断:腰椎后关节紊乱症。给予腰臀部结构针刺及腰椎定位调适平衡法治疗,右髋关节疼痛消失(图3-23)。

核心提示:该病例腰椎向右侧(患侧)弯曲,腰部右侧软组织相对短缩且损害较重,当右侧卧位时右侧软组织受到牵拉刺激,使腰₃椎的位移更加明显,加重了对其平面发出的脊神经后支的刺激,造成右髋关节疼痛加重。通过针刺和手法纠正腰₃椎体位移,恢复腰脊柱的动态平衡,从根本上消除病痛。

❖ 腰椎——"髋臼发育不良"

病例29 一般情况下,痛在病所,但并非尽然!双髋痛——原来是腰椎惹的祸!

女性,58岁,双髋关节痛10个月。曾辗转多家医院就诊,诊断为:髋臼发育不良,建议手术。2018年1月5日来诊,经查体结合腰椎正侧位片诊断为:腰椎后关节紊乱症。给予腰部针刀、手法治疗及健康教育、功能锻炼指导,双髋痛消失,疗效巩固(图3-24)。

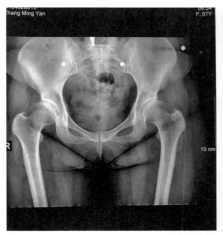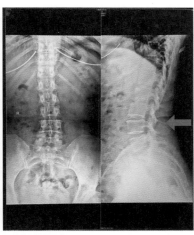

图3-24 病例29 X线片图

核心提示：① 影像学诊断是重要的参考依据而不是临床诊断；② 髋臼发育不良属于先天性病变，而双髋痛只有 10 个月；③ 脊柱病损处可无症状，有时表现为远隔病损处受累神经所支配的部位出现异常，此种情况腰椎出现率约40%。脊椎位置异常可引起百余种常见病症，并不仅仅是疼痛与麻木，有些病症经专科治疗无明显效果或久治不愈，不妨查查您的脊柱是否出了问题！

❖ **腰椎——腰痛、下肢麻市** ································

病例30 小袁，男性，23 岁，特战队员。腰痛及左下肢麻木 30 分钟。2018 年 6 月 28 日全军软组织伤病康复中心专家医疗队正在某部巡诊，上午在跳伞训练场结束巡诊返回的路上，医疗队队长接到卫生连连长电话："一名战士突然出现腰部剧烈疼痛及下肢麻木，请医疗队专家诊治！"医疗队员立即赶往卫生连。刚抬进卫生连急救室的小袁正痛苦地趴在担架上，由于剧痛不能翻身移动，只好把担架直接放在诊查床上。3个月前，小袁曾经饱受腰椎间盘突出症带来的痛苦折磨，经住院治疗痊愈出院，住院期间医生看完他的腰椎CT片后，给出的意见是腰$_5$-骶$_1$椎间盘突出很大，如保守治疗效果不佳或反复发作就要动手术，此时小袁的心理压力特别大，以为腰椎间盘突出症复发了。张国龙主任来到他身旁，经诊查确诊为急性腰扭伤；看到小袁紧张恐惧的样子，和蔼地对他说："小袁，你这'腰椎间盘突出'可以不手术的，我给你扎扎针，再做个手法，你很快就能站起来！"说完就给趴在担架上的小袁实施了腰及臀部结构针刺，3分钟后小袁在战友的搀扶下站了起来，可是行走时仍感觉腰部刺痛。张主任便让他坐到椅子上行手法复位，只听腰间"咯噔"一声，而后在小袁的腰部摸了一下，肯定地说起来走走！小袁慢慢站起来，活动了一下，"哎呀！真的不疼了，简直是神了！"（图3-25、图3-26）他高兴地敬了个军礼，对周围的战友竖起大拇指说："不愧是中国好军医，果然有一手！"兴奋地自行走回了连队。（2018年7月2日中国军网《中国好军医来了训练场，果然手到病除！》）

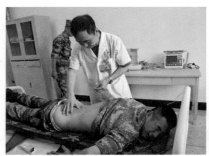

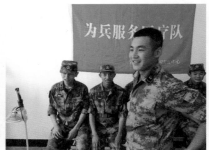

图3-25 治疗前 　　　　　图3-26 治疗后

核心提示：急性软组织伤病应尽早诊治，以防继发性软组织损害使病情复杂化！

❖ 腰椎——腰腿痛、肘膝强迫位 ......

病例31 重症腰椎间盘突出症可以不手术

重症腰椎间盘突出症到底用不用手术治疗？这让很多罹患此病的战友们不知如何是好，下面这个发生在20年前的故事告诉大家，得了重症腰椎间盘突出症也可以不手术。空军某部飞行员程某，男性，36岁，飞行时间1 500小时。2001年3月15日随队来大连疗养，因多年的腰痛加之辗转乘车6个多小时，一下车便出现了剧烈的腰腿痛，被紧急送至外院行腰椎CT检查，检查显示腰$_{4-5}$椎间盘巨大突出并椎管狭窄，进而腰腿痛症状进一步加重，呈肘膝强迫体位，生活失去自理。因椎间盘突出巨大，压迫马尾及左侧神经根，骨科医生建议立即手术治疗；手术就意味着他将可能离开自己心爱的战斗机，从此告别蓝天。国家培养一名飞行员，投入是巨大的，如何挽救这名优秀飞行员的职业生涯并保持部队战斗力，程某和部队领导都心急如焚，面临巨大的压力。当得知我院有特色专科时，部队领导以党委的名义找到了院领导。院领导研究决定，将这个艰巨任务交给张国龙医生，张国龙医生接到任务后，详细询问病史并进行认真查体和阅片，给出的治疗方案是可以先不用手术，保守治疗。急性期飞行员呈强迫肘膝位不能移动，张国龙每天步行数百米到疗养科室床边治疗，经半个月床边治疗腰腿痛缓解、生活可以部分自理后，疗养科用车辆和担架送飞行员来科治疗。针对同批疗养的飞行员结束疗养集体出院后，该飞行员出现急躁、情绪低落、担心停飞等心理问题，在采用手法、针刀、骶管药物注射等精心治疗同时，给予心理疏导及健康教育，使其认识到只要积极配合治疗，改变不良习惯、消除有害因素刺激并进行循序渐进、系统持久的功能锻炼，一定能重返蓝天！同时及时

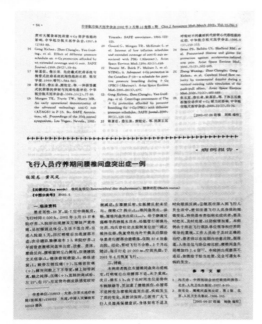

图3-27 病例31发表于《中华航空航天医学杂志》

和疗养科室主任、护士长沟通，做好生活护理和心理护理。在疗养科室密切配合下，经过40天的精心治疗，该飞行员康复出院，并于同年6月恢复飞行。这位飞行员从发病到恢复飞行只用了2个多月！20年过去了，至今翱翔于蓝天。该病例发表于2002年3月《中华航空航天医学杂志》（图3-27）。

核心提示：腰椎间盘突出后，只要大小便功能正常，不论症状有多重，应首先选择正规专科进行保守治疗，90%以上病例都可以通过保守治疗获得痊愈，并且能够胜任工作。

一般来说，手术治疗的适应证：严重的腰腿痛进行性加重，正规专科保守治疗3个月无效；或并发马尾综合征，出现了大小便功能障碍时才考虑手术。

腰椎间盘突出症、颈椎病等颈肩腰腿痛软组织伤病，治疗是一方面，另一方面预防也同样重要。俗话说："上医治未病，未病先防，已病防变，愈后防复"。治愈后要防止复发，在治疗过程中，不仅要对患者进行心理疏导和健康教育，使其树立战胜疾病信心，认识疾病，改变不良的工作、生活等习惯，消除有害因素刺激，而且还要指导患者进行功能锻炼；功能锻炼应遵循："循序渐进、系统持久"的原则，这样才能巩固疗效,治愈后不复发,胜任各种功能活动。

治疗颈肩腰腿痛等软组织伤病我们创立了"四维疗法",即"手法""针法""药法""身心调理法(即心理疏导、健康教育、功能锻炼等)"共四个治疗维度。治疗原则:筋骨并重、中西医结合、辨证施治、整体调理。

软组织伤病大部分都是由于慢性积累性损伤造成的,外伤、风寒湿侵袭等都是影响因素,但最常见的还是慢性积累性损伤。这就要求我们要改变不良习惯,有些人一坐就是一整天,不挪一个位置,或者呈屈曲位持久坐在较软的沙发上,对脊柱损伤都是很大的。另外,外伤后只顾着行头颅、内脏等重要器官的检查,而忽视了脊柱的专科检查,没能及时把位移的筋骨纠正过来,久之,就会导致脊柱关节紊乱,甚至椎间盘突出。

❖ 腰椎——大腿内侧疼痛、麻市,小便无力 ┈┈┈┈┈┈┈┈┈┈

病例32 男性,33岁,面点师。2018年9月在外驻训期间,因搬抬重物不慎扭伤腰部,当即腰部疼痛,活动受限;在旅卫生队腰部外贴膏药治疗后疼痛缓解。5天后工作中不慎摔倒致腰部剧烈疼痛,活动受限;到当地某医院就诊,门诊行腰椎MRI检查显示:腰$_{4-5}$、腰$_5$-骶$_1$椎间盘突出,以"腰椎间盘突出症(腰$_{4-5}$)"收入骨科住院治疗,后转入软伤科继续治疗,1个月后好转出院。2019年3月因劳累后出现左大腿前内侧疼痛、麻木,到体系医院就诊,门诊行腰椎MRI显示:腰$_{1-2}$椎间盘突出,给予外贴膏药和口服甲钴胺等治疗无明显好转;并先后在多地三甲医院就诊,行针灸、理疗、外贴膏药等治疗均无明显好转。2019年6月上述症状加重,再次到体系医院住院治疗,20余天后无明显效果出院,转至某总医院会诊,鉴于高位椎间盘突出（腰$_{1-2}$），骨科医生建议手术，患者因惧怕手术，于是在总医院住院保守治疗，20余天后症状好转出院。出院2个月后，因劳累左大腿疼痛、麻木症状加重，并出现头晕、脑涨、恶心、失眠以及小便无力感。2019年11月24日再次去某总医院会诊，经过泌尿科会诊无专科阳性体征发现。骨科医生仍然建议手术，患者再次拒绝手术，住院保守治疗。住院26天后，他听闻全军软组织伤病康复中心为战友治疗，疗效显著，并且已经为众多官兵解除了病痛，他喜出望外，立即办理出院。2019年12月20日来诊，经过医生查体除腰椎间盘突出（腰$_{1-2}$）外，同时还发现颈椎$_{4-5}$、胸椎$_{5、6}$棘旁压痛并有代偿性紊乱点，随即进行颈、胸、腰、臀部的针刀及腰椎手法治疗，治疗后患者失眠、恶心、腰痛、左大腿麻木症状明显减轻，小便无力症状基本消失。患者高兴地说："从来没有感觉这么轻松过"。经过1个月的四维疗法治疗患者康复出院，至今疗效巩固。

❖ 腰椎——下肢水肿

引起下肢水肿的原因有心源性的、肝源性的、肾源性的、营养不良性的、内分泌疾病，还有药物性水肿等，但是腰部慢性损伤引起的下肢水肿，目前还未见报道。

病例33 女性，81岁，双下肢膝关节以下凹陷性水肿10余年。自述双下肢肿胀、沉重、冰冷感，靠装在鞋中的电加热器缓解症状，早晨起来略减轻，晚间加重。曾在外院多次诊治，诊断为"特发性水肿"。给予静滴甘露醇，口服氢氯噻嗪片脱水、抬高双下肢等治疗，无明显效果。2015年7月9日来诊，查体：双下肢膝关节以下呈凹陷性水肿，皮肤温度特别低，弹性差；腰部活动受限，腰椎左凸侧弯，腰椎序列差，棘旁压痛，腰$_3$顺旋，棘旁左侧压痛伴右下肢放射痛；双髂嵴、大腿根部、足背压痛，以右侧为明显；双侧"4"字试验阳性、腓总神经压迫试验阳性；双侧膝腱反射、跟腱反射未引出。进一步询问后得知她的腰部酸痛已经40多年了，只不过腰部酸痛时轻时重，时好时坏，每次看病的时候她和医生都没有把下肢水肿和她的腰部酸痛联系起来。腰椎正侧位片：腰椎退行性变，腰椎骨质疏松，左凸侧弯，腹主动脉钙化。诊断：① 腰椎后关节紊乱症；② 腰源性双下肢水肿。经1次腰臀部针刀和腰$_3$椎定位调适平衡手法治疗后，患者次日双下肢水肿、冰冷感等明显好转，经四维疗法治疗20天后，患者双下肢水肿消失，康复出院（图3-28、图3-29）。

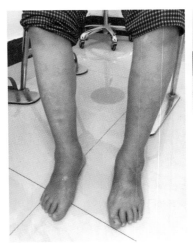
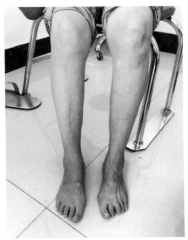

图3-28　治疗前　　　　　　图3-29　治疗后

病例34　女性，77岁，腰痛20年，双下肢水肿3年，无力不稳1年。经查体结合影像学检查，诊断为：① 腰椎后关节紊乱症；② 腰源性双下肢水肿；③ 颈椎病。经四维疗法治疗1个月后，患者上述症状消失。治疗前后对比图如下（图3-30～图3-32）：

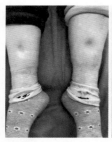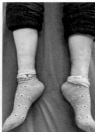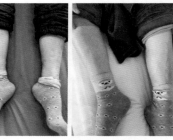

图3-30　治疗前　　　　图3-31　治疗中　　　　图3-32　治疗后

❖ 腰椎——踝关节肿胀

　　病例35　女性，41岁，会计师。双踝关节肿胀3年。3年前无明显原因出现双踝关节肿胀，以左踝为著；于外院诊断为"更年期综合征"，给予口服氢氯噻嗪片、五苓胶囊、灵芝分散片等无明显好转。2013年6月23日来诊，查体：双踝关节水肿，指压征阳性；皮温低，弹性差；腰部活动受限，以前屈为明显；腰椎轻度左凸侧弯，腰$_{3-5}$椎序列差，横突、棘旁及双髂嵴压痛；腓总神经压迫试验阳性；腰脊柱三种试验阴性；双侧膝腱反射、跟腱反射对称引出。诊断：腰椎后关节紊乱症。经腰部针刀和手法治疗4次后，双踝关节肿胀消失。

　　核心提示：腰部慢性损伤导致腰脊柱内外动态平衡功能失调，刺激椎旁的交感神经造成自主神经系统的平衡被打破，而出现下肢水肿、发凉等。通过手法、针法等治疗，消除刺激因素，恢复腰脊柱的自然平衡关系，而达到治疗目的。

　　腰交感干在脊旁走行，位于椎体前外侧。腰交感神经节每侧2～6个，多集中在腰$_{2-5}$椎体旁。腰节可发出交通支与相应的脊神经相连，甚至两侧腰交感干之间有交通支联系。临床工作中发现大部分与腰$_{4-5}$、腰$_{3-4}$节段病变密切相关，一方面该节段承受的扭转、剪切应力较大,其附近的肌肉、筋膜最易受损伤而处于高压应力状态,直接刺激腰交感神经节;另一方面,腰₄、腰₅、骶₁神经根支配均与下肢膝以下功能有关,这些神经受累后异常信息通过与之相连的交通支而影响腰交感干;这些推断从治疗中也得到了验证。

❖ 腰椎——足跟痛 ···

病例36 痛非病所——足跟痛并非跟骨骨刺所致

女性,60岁。左侧足跟痛1年余。来诊前曾因"足跟痛—跟骨骨刺"行左侧足跟部针刀治疗多次,效果不佳。来诊查体:足跟部无阳性反应点,腰曲直,腰₄顺旋,棘突旁压痛,腰₄棘突上下间隙不等宽;腰脊柱三种试验阳性;结合腰椎MRI诊断为:腰椎间盘突出症。经腰部手法及结构针刺治疗左侧足跟痛消失(图3-33)。

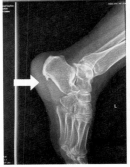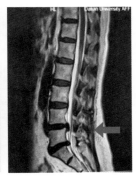

图3-33 病例36

❖ 胸、腰椎——胸闷、气短、下肢水肿、血糖增高 ···········

病例37 2017年7月4日的一大早,距上班还有近一个小时,73岁的黎阿姨和她的老伴就在全军软组织伤病康复中心张国龙主任的诊室外等候了。每周二、周四上午是张主任出诊的日子,一上班,黎阿姨第一个轻轻地推开了诊室门，满怀喜悦轻快地走了进来，一个标准的军姿站在了老师面前，激动地说："主任，您看我是不是全好了！"老人之所以这么兴奋，是因为她40多年的病痛在老师4次治疗后发生了奇迹般的变化！

2周前，当时因腰痛的厉害，她和现在简直是判若两人，她满脸愁容弓着腰一只手按着自己的腰部在老伴的搀扶下来到老师面前，声音微弱地说："主任，我在不少地方的门诊、住院治疗，都没有效果呀，您有什么高招啊？"老师赶忙让老人坐在诊椅上。经过认真细致的查体，并仔细阅读了老人的腰部的X线片后，认真地说道："老人家您的问题很复杂啊，整个脊柱都不太好，不仅仅是腰部问题，您的颈椎、胸椎可能都不好，平时胸闷气短、呼吸不畅、睡眠质量都应该不好吧，您先去拍摄一个颈椎、胸椎的X线片。"检查结果出来时，正如老师判断的那样，老人的颈椎、胸椎都退变明显，存在很多的问题。

老人诧异地说："您太厉害了，我不光是腰疼，有时候后背和肩膀头也疼、两个膝盖也疼痛、脖子也难受，头有时候都不知道放哪里，还经常胸闷、气短，我这双腿都肿了五六年了，我以为是糖尿病的问题，所以没有在意，这次我本是治腰来的，其他的毛病没想到让您都查出来了，我的病都和脊柱有关吗？"

老师肯定地点了点头，随即做出了诊断，并为老人定制了一套系统的治疗方案。经过一段时间治疗后，老人的病情就有了明显的好转，每次来都感觉像换了一个人似的。记得第一次通过四维疗法的手法治疗后，腰部疼痛明显减轻。第二次的颈背部针刀及手法治疗后这两个部位疼痛好转，腰板也挺了起来。他的老伴看着她身体一天天好转，每一次来都滔滔不绝地讲述着老伴一次次治疗后的变化，每一次治疗都无形中给老人增添了莫大的信心和希望。第三次针刀和手法复位后，老人的头痛和双腿的浮肿明显减轻。老人高兴地告诉老师说："您太厉害了！主任，我的血糖现在也降下来了，空腹血糖从最初的7.9 mmol/L降到了现在5.8 mmol/L，精神都比原先好多了。"听到这样的话，老师脸上露出欣慰的笑容。

❖ 颈椎、胸椎、腰椎——头部低垂、血糖增高

病例38 男性，76岁，古生物学家。自述45天前出访英国时，于北京首都国际机场候机时，因空调冷风吹拂突然出现头颈部无力、头部下垂，不能自主活动，须用双手托扶下颌或佩戴颈托方可维持抬头位。曾于伦敦、北京、呼和浩特等地多家医院就诊，MRI显示：颈$_{3-4}$、颈$_{4-5}$、颈$_{5-6}$、颈$_{6-7}$椎间盘突出，颈椎退行性变，行针刀、艾灸、放血等治疗无效。糖尿病史30年，口服二甲双胍片（0.5 g/次，3次/日）、格列苯脲片（2 mg/次，1次/日）及注射胰岛素（17单位/次，1次/日）治疗，血糖维持在10.00～12.00 mmol/L；高血压病史5年，口服银杏叶片（1片/次，3次/日）、拜阿司匹林片（100 mg/次，1次/日）治疗；胆囊结石10年，口服胆舒软胶囊（0.3 g/次，3次/日）治疗。右侧上下肢不规则震颤伴无力，行走须拄拐杖，于2011年诊断为"帕金森病"，口服美多巴片（0.125 g/次，3次/日）、森福罗片（0.5 mg/次，1次/日）治疗。2017年7月23日慕名来诊，诊断为：① 颈椎病；② 胸腰椎小关节紊乱症；③ 双膝骨性关节炎。给予针刀、手法、中药熏蒸等四维疗法治疗，期间第1次行腰部针刀治疗后头部可自主抬起，并能维持20分钟左右；第3次颈背部针刀治疗后能去除拐杖独立行走；2017年8月7日第4次针刀治疗后头颈部完全抬起并自主活动；继之行2次结构针刺后右侧上下肢震颤好转，下肢行走有力，连续测血糖1周，血糖维持在6.0 mmol/L左右，停止注射胰岛素，血糖6.56 mmol/L。于2017年9月7日出院。出院后每年来院复查1次，共复查2次，至今疗效巩固（图3-34～图3-38）。

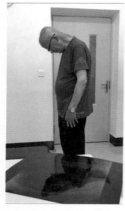
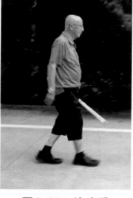
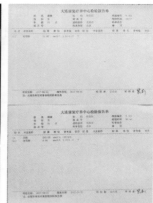

图3-34　治疗前　　　　图3-35　治疗后　　　　图3-36　治疗前后血糖值对比

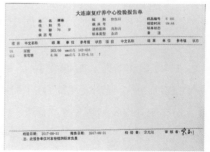

图3-37　2017年8月1日11.95 mmol/L　　　图3-38　2017年8月31日6.56 mmol/L

❖ 脊柱侧弯——颈痛、头痛、心慌、易疲劳 ------------------

　　病例39—42　近期随张主任出诊发现4例儿童和少年脊柱侧弯。脊柱侧弯患者除可出现高低肩、胸廓扭转、双侧乳房不对称、衣扣线偏歪、驼背、骨盆旋转等外形问题外，还可引起头痛、头晕、视力减退、记忆力减退、胸闷、气短、易疲劳、腰背痛、消化不良、痛经等病症。由于早期没有明显症状，来诊患者大部分已经错过治疗最佳时机,以致延误诊治。12 ～ 15 岁是发现和治疗的"黄金期",张主任在这里提醒各位家长应重视少年儿童脊柱健康的管理,做到"早预防、早发现、早诊断、早治疗"。

病例39 男性,8岁,小学生,颈痛4天(图3-39)。

病例40 女性,11岁,小学生。头痛20天(图3-40)。

病例41 女性,15岁,初中生。易疲劳及腰背痛6个月(图3-41)。

病例42 女性,17岁,高中生。心慌、胸部发紧1周(图3-42)。

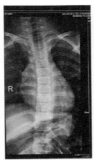 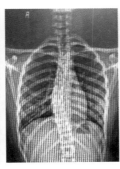 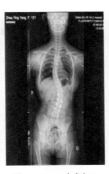 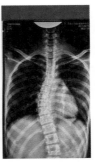

图3-39 病例39　　图3-40 病例40　　图3-41 病例41　　图3-42 病例42

❖ 脊柱小关节紊乱——银屑病

病例43 男性,30岁,某部保障运输连班长。"颈肩痛3年,加重1个月"入院。曾行颈肩部膏药贴敷无明显效果,影响日常训练。诊断为:① 颈椎病,② 胸、腰椎小关节紊乱症。住院期间张主任查房,发现患者周身多处深红色斑丘疹,患者自述于2015年被诊断为银屑病(牛皮癣),一直被病痛折磨,周身瘙痒、紧束感,夜间加重。2017年7月在西藏驻训期间,由于天天奔跑在运输路线上,海拔忽高忽低,温差变化大,失眠等导致皮癣症状加重,先后在西藏、北京等专科医院治疗无明显好转。张主任对患者查体后,考虑可能和脊柱相关；当即给予颈胸腰臀部结构针刺和胸椎手法调整，治疗第2天患者自述皮肤瘙痒症状明显减轻，全身关节也轻松许多，尤其是晚上能睡着觉了。经过1周的治疗，患者周身的斑丘疹明显消退（图3-43、图3-44），生活质量有了明显改善，对自己的康复增加了很大信心，并且希望能继续在这里治疗。张主任运用创立的四维疗法进行了辨证治疗，以自己独特的治疗思维取得非常好的疗效！

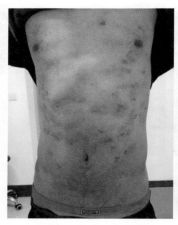 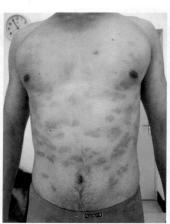

图3-43　治疗前　　　　　　　图3-44　治疗后

❖ 脊柱小关节紊乱——"强直性脊柱炎" ⋯⋯⋯⋯⋯⋯⋯⋯⋯⋯⋯⋯⋯⋯

　　病例44　男性，19岁，某部战士。1年前在新兵训练期间出现腰背部疼痛、僵硬不适，影响训练和日常生活。先后在大连、沈阳等地多家三甲医院就诊，诊断为"强直性脊柱炎"，经住院治疗无明显效果。患者上网搜索该病信息后，心理压力越来越大，逐渐又出现了情绪低落、失眠、烦躁不安等心理问题。自觉症状也越来越重，不能胜任日常工作。患病一年间,只要医生给出他的诊断不是"强直性脊柱炎",他就认为该医生不负责任,在缺乏信任的基础上,也就无法取得满意的疗效。

2018年3月20日来诊,张主任运用"软组织伤病的四步定位诊断法"耐心细致的检查后,诊断为:胸腰椎小关节紊乱症。起初,患者对张主任持有怀疑态度,经过心理疏导、结构针刺和手法治疗后,患者症状明显缓解,露出了久违的笑容,卸下长期的思想包袱。用他的话说"一次治疗好了百分之八十"。患者按照张主任的医嘱回部队巩固治疗并很快康复,以饱满的热情重返工作岗位。

❖ 耳聋、胸闷、气短、下肢水肿——都是脊椎惹的祸 ·············

病例45 2016年3月3日一大早,82岁的王玉香(化名)老人和老伴就在张国龙主任的诊室外等候了。周四上午是专家门诊的日子,老人带着喜悦的心情,微笑着推开门轻快地走了进来,紧紧握住主任的双手说道:"张主任,太感谢您啦,上周二您出诊给我做完针刀后,我感觉到您的小刀就好像给我的耳朵打开了一个通道,在第二天早上我醒来的时候,那好多年没有听见过的清晰的声音就从这个通道传进我的耳朵,我实在是太激动和高兴啊,我从来没想过这么大的年纪还能让我摘下助听器,用自己的耳朵重新听见这些美妙的声音!"看到这,读者肯定忍不住想:全军软组织伤病康复中心还能治疗耳聋吗?

5个月前,在厄瓜多尔定居的王玉香老人专程回到国内,是什么样的动力让这位80多岁的老人跨越半个地球回到中国呢?原来是因为老人在张国龙主任2次医疗援助厄瓜多尔期间,见识过他高超的医术和高尚的医德慕名而来。还记得老人第一次来就诊的时候，与现在简直判若两人。当时她在老伴和女儿的搀扶下，拖着肿痛到无法抬起的左腿，一瘸一拐的走了进来，两个肩膀紧缩着，呼吸也不顺畅，她揉着自己的左膝说"张主任，终于找到您了！您在厄瓜多尔的时候，总是排不上您的号，得知您回国，所以我们一家人就专程回国来找您治疗，我左膝盖肿痛已经半年了，我女儿的腰也不好。"主任经过认真细致的查体，并读了老人左膝关节的X线片后，认真地说道："老人家，您的问题很复杂啊，不仅仅是膝盖，您的颈胸腰椎可能都不好，您脊柱后凸畸形，平时有胸闷、气短的感觉吧，双下肢水肿很厉害，这些症状的出现都和脊柱有很大关系，您去拍摄一个颈、腰椎的X线片"。检查结果出来时，正如主任判断的那样，老人的颈胸腰椎X线片都存在许多问题，腰椎椎体多处压缩性骨折。老人不好意思的笑笑说："您太厉害了，我的颈椎、肩膀、后背和腰都疼，还经常胸闷、气短，我这双腿肿得厉害已经有3个月了，骨折我却从来都不知道，可能是30年前有过一次交通事故的原因吧！这回我是冲着治左膝盖来的，没想到我身上这么多问题都和脊柱有关系，您都给我查出来了！"

经过治疗，老人的病情就有了明显的好转。第1次治疗后，左膝疼痛肿胀明显减轻，第2次腰部针刀及手法治疗后，腰痛好转，双腿水肿明显减轻，第3次治疗后，双腿水肿完全消失，老人走路明显变得轻快，腰板也挺了起来。老人身体一天天好转，每一次治疗都无形中给老人增添了莫大的信心和希望。第4次针刀术前准备时，主任在老人的左耳里发现了一个小东西，主任问道："老人家，您耳朵里戴的是助听器吗？"，老人点点头说："对啊，我听力不好已经9年了，尤其是近3年更是完全都听不到了，我就戴上了女儿给买的最好的助听器。即使能听到声音，但是耳朵里总有一点嗡嗡的声音。"主任若有所思地说："通过触诊和读您的X线片，我感觉您耳聋和颈椎有关系，今天我给您进行颈部针刀和手法治疗，您的听力应该会有所改善。"就这样，奇迹出现了，主任的判断是正确的，老人在治疗的第2天就摘下了助听器。老人经过这么短时间的治疗，就取得了这样惊人的疗效，而且把她没想过治好的耳聋都治好了！（图3-45、图3-46）

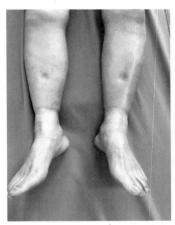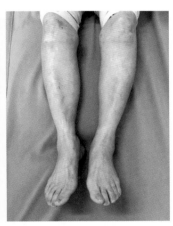

图3-45 治疗前　　　　　　　图3-46 治疗后

　　通过治疗颈椎从而治愈耳聋，这其中究竟有怎样的玄机呢。首先来了解一下颈源性耳聋。一般认为是由于急慢性头颈部损伤或退行性变导致颈椎发生位移，颈椎内外平衡失调，椎动脉受压迫或交感神经受刺激，使椎动脉分支——迷路动脉供血不足或血管反射性痉挛，从而导致内耳血循环障碍，引起耳鸣、耳聋。青壮年患者，因无严重的颈椎骨关节退变，其内耳血循环障碍多为血管痉挛所致；老年患者，颈椎骨关节退变严重，多有不同程度的脑动脉硬化症，其内耳循环障碍多为慢性过程。因此，通过运用针刀松解术和手法治疗，恢复颈椎内外平衡，改善迷路动脉血供，使内耳血循环通畅，从而使耳聋得以治愈。

援 外 医 疗

❖ 颈椎——耳聋 ....

病例46 埃琳娜·马尔多纳多（Elena Maldonado），女性，71岁，退休职员。自述颈痛、失眠、双侧听力障碍3年。曾多次于外院治疗，但睡眠无改善，靠佩戴助听器与人交流。诊断为"老年性耳聋"。2010年12月17日来诊，查体发现颈$_5$椎旋转位移，颈$_{5-6}$左侧关节囊增大、变硬，结合颈椎X线片诊断为：① 颈椎病；② 颈源性耳聋。在首次行颈$_5$椎定位调适平衡手法治疗后患者便觉听力似乎改善，而且头清目明，经6次手法及2次颈背部针刀治疗后患者听力、睡眠恢复正常，颈痛也完全消失；2个月后复诊，疗效巩固，不再依赖助听器。她高兴地说："我从来没想到上帝会让我结识这样一位中国医生，他有一双奇妙的手！"

核心提示： 颈源性耳聋是因急慢性损伤致颈椎椎体位移及其周围软组织损伤脊柱内外平衡功能失调，交感神经受刺激影响内耳生理功能、压迫或刺激椎动脉，椎基底动脉供血不足或迷路动脉反射性痉挛致内耳供血障碍，引起耳鸣、听力下降，甚至耳聋。本病例通过针刀松解颈肩背部病变软组织，手法纠正第5颈椎位移，颈椎恢复平衡功能，从而消除对神经、血管等的刺激，使内耳血供正常、听力恢复。

❖ 颈椎 ——"狭窄性腱鞘炎" ....

病例47 露西娅（Lucia），女性，76岁。因筹备《厄瓜多尔中医诊疗新技术培训班》，针刀教学需要1例治疗指屈肌腱狭窄性腱鞘炎的典型病例，2013年4月29日针灸科主任艾迪文·格拉兴冲冲地找到张主任说："现有一狭窄性腱鞘炎的典型病例，希望能给做针刀治疗，现场录像后留作教学"。主任当即答应了他的请求，并要求先检查后再做治疗。原来该患者双手指疼痛屈曲障碍已有半年，因头颈腰背痛多年已在该主任学生的诊所针灸治疗了2年，只是近半年双手症状加重带来找张主任会诊。经检查确诊为：① 颈椎病；② 胸腰椎小关节紊乱症。经行一次颈部针刀治疗后患者双手症状基本消失，随后该患者又介绍其哥伦比亚的亲戚来诊。

随着中国军医在南美地区美誉度的提高，4月21日阿根廷一国立医院医生泽拉拉亚·维克多（Zelarayan Victor）慕名前来学习，他向前来治疗的国防部长介绍说："他来后发现这里的中国医生非常友善，帮助他提高了中医水平，也学到了许多之前不了解甚至不知道的中医知识和疗法；让他非常惊讶的是不仅这里的患者每天络绎不绝，而且患者对医生十分信任和友好；在这里工作虽然有语言的障碍，但通过肢体语言等可感知大家非常敬业，工作愉快，团结协作，这也令他很吃惊；他会把在这里学到、看到的东西带回阿根廷，他为能够在三军总医院遇到这些中国军医而感到荣幸！"

❖ 腰椎——全身剧痛、生活不能自理

病例48 莫亚·罗莎（Moya Rosa），女性，58岁，军人家属，8个月前因第1腰椎椎体压缩性骨折，行骨水泥注入椎体成形术治疗，手术后病情反而加重，长期卧床，全身剧痛不能触碰，生活不能自理，不得不服用吗啡等多种止痛药。内外科专家会诊后感到非常棘手，神经外科请中国军医去会诊，会诊后诊断为：腰椎后关节紊乱并腰背部、臀部及大腿根部椎管外软组织损害。适合住院行银质针、手法

等保守治疗,收入神经外科,罗莎成为我军历届援助厄瓜多尔医疗队收治的第一位住院患者。在施行一次腰背臀及大腿根部银质针治疗后,患者的全身疼痛明显好转,下肢直腿抬高角度由入院时的20°变为70°。经过1周的银质针、手法、心理疏导和健康教育等精心治疗,原本躺着一动不能动的她,竟丢掉轮椅,在外科全体人员惊讶的目光中自己走出了医院。她非常感慨地说:"没想到中国的医术如此神奇,张医生给了我第二次生命!"(新华社2011年3月23日通讯:"中国医生拥有一双奇妙的手!"——报道中第一个病例就是莫亚·罗莎)。

核心提示:腰椎压缩性骨折不仅是患椎椎体形态学的改变,更重要的是损伤瞬间脊柱遭受异常应力,造成着力点部位椎体位移及其周围的软组织损伤,使腰椎功能失代偿而出现相应症状。治疗上应筋骨并重,恢复脊柱整体平衡功能,不能只重视椎体形态的复原,而忽视椎体位移的调整及其软组织损伤的治疗。椎体压缩后如无明显椎管内病变,应先行正规保守治疗。该病例由于手术后疼痛刺激以及为了减轻疼痛而采取的半卧位,都加重了软组织损害;长期半卧位腰背部、臀部等软组织处于拉伸紧张状态,继发更复杂的软组织损害。银质针除具有与一般针刺相同的作用外,还有热疗以及类似软组织外科松解术的作用,从而有效松解病变软组织,增加局部供血,促进组织修复和细胞再生,消除了异常应力和软组织无菌性炎症而使疼痛消失;通过手法纠正椎体位移恢复脊柱平衡以及健康教育等消除有害因素刺激得以巩固疗效。

此病例的成功,使银质针这项中医新技术得到了三军总医院相关科室如神经外科、骨科、急诊科等专家的认可。在此基础上,2010年10月19日,中国军医在国内外首次开展了全身麻醉状态下的银质针疗法取得圆满成功。厄瓜多尔三军总医院为此专门改造了一间手术室作为银质针治疗室。之后又相继用该疗法为国防部长、国家警察总司令、国家战略协调部长、教育部长、水利部长、三军总司令、总后勤部长、陆军司令、陆军参谋长、前总统等治疗，为许多手术后疗效不佳和重症软组织损害患者解除病痛，共治疗41例，均圆满成功！

颈肩腰腿痛是临床常见病、多发病。银质针治疗软组织损害性颈、肩、腰、腿痛具有其他疗法无法比拟的优势。其治疗特点：① 针身较长，容易刺准深层病变软组织的发病部位；② 针身较粗，不会发生因肌肉过度收缩引起的断针或滞针；③ 质地较软，可沿滑膜下的骨凹面弯曲走行至主要发病部位，以扩大治疗面；④ 导热性能好；⑤ 除具有针灸的作用外，还有类似软组织外科松解术的作用；能够有效消除肌痉挛和初期的肌挛缩。但在治疗重症软组织损害时，因病变区域较广，必须分区分次实施治疗；同时因施布针数多、针感强烈，患者易产生恐惧，肌肉紧张变形，使术者操作困难，针刺的准确性、安全性都受到影响。全身麻醉状态下银质针疗法既继承了银质针疗法即时镇痛、远期治痛的优点，又创造性地与全身麻醉相结合，从而免除了患者的恐惧心理以及针刺过程中的疼痛和肌紧张，使多个病区的治疗一次完成，大大缩短了疗程，提高了临床治愈率（图3-47）。

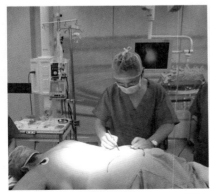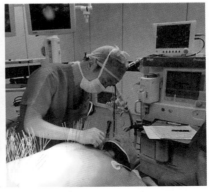

图3-47　2010年10月19日首次开展的全身麻醉状态下银质针疗法

❖ **腰椎——腰背痛** ··

病例49 路易斯·帕特里西奥 卡德纳斯（Luis Patricio Cardenas）将军，男性，54岁，厄瓜多尔陆军总司令。腰背痛10余年，20年前曾因腰椎间盘突出症，行腰$_{4-5}$、腰$_5$～骶$_1$椎间盘摘除术，致骶1神经根损伤，右跟腱反射消失。2010年11月23日来诊，查体：腰曲直，胸$_{10}$、腰$_2$、腰$_3$旋，棘旁压痛，无放射痛；腰背肌交叉疼挛，压痛，双侧腰椎横突、髂嵴、臀部外侧压痛；右拇趾跖屈肌力较对侧减弱；双膝腱反射活跃，右跟腱反射未引出。诊断：① 胸腰椎小关节紊乱症；② 腰椎间盘突出症术后改变。由于将军公务繁忙，不可能接受较长时间的治疗，采取常规银质针疗法，势必疗程较长。为了缩短疗程，我积极与医院沟通，说服将军接受行全身麻醉状态下的银质针治疗。经行1次全身麻醉状态下的腰背部、臀部银质针治疗，将军腰背痛显著好转，治疗立竿见影。后经3次普遍针刺及2次手法治疗，纠正椎体位移恢复脊柱平衡，将军腰背痛消失（图3-48）。将军异常激动地握着我的手，对身边的工作人员和患者说："中国医生真厉害！"为表达谢意，事后他专程来到医院，给我送来了一顶巴拿马草帽，这是当地人给最尊敬的人敬送的礼物，是厄瓜多尔人民敬献给我的最好的礼物，也是敬献给我国人民的最好的礼物！（2011年11月25日解

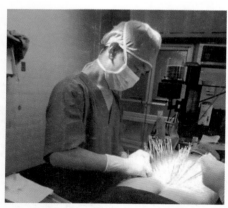

图3-48 路易斯全身麻醉状态下银质针治疗

放军报：《厄瓜多尔人民称赞他"针厉害"——沈阳军区大连疗养院软伤科副主任张国龙援厄纪事》)

此病例为第二例全身麻醉状态下银质针疗法治疗的患者,该病例的成功,带动了包括前总统罗德里格斯·拉拉(Rodriguez Lara)将军,执政党联盟总书记、国防部长、内政部长、国家警察总司令、国家战略协调部长、水利部长、教育部长、陆军参谋长、作战部长等在内的多位高级将领及政要前来诊治,在厄瓜多尔军队高层产生很大影响,增进了两军友谊,同时厄方对中医产生了极大兴趣,高度赞许中国军医的高超医术和高尚医德,多次与我大使馆及武官处提出技术传承的具体事宜,并要求张国龙主任再次来厄技术指导。

❖ **腰椎——"坐骨神经痛"** ································

病例50　埃斯科巴·玛丽亚(Escobar Maria),女性,61岁,教师。因腰痛伴左下肢麻痛3年,加重2天,于2010年8月18日9时02分入三军总医院急诊科,初步诊断为"坐骨神经痛",后乘轮椅转入针灸科。查体:脊柱呈"S"形,腰部活动严重受限,腰$_4$逆旋,棘旁压痛伴双下肢放射痛;直腿抬高试验:左30/+,右45/+;腰脊柱三种试验阳性;行MRI检查示:腰$_{4-5}$椎间盘巨大突出,压迫马尾神经及左侧神经根;诊断:腰椎间盘突出症(腰$_{4-5}$)。首次给予经骶管硬膜外药物注射及腰$_4$椎定位调适平衡手法治疗后,患者腰腿麻痛症状显著好转,次日复诊即丢掉轮椅。后经2次银质针、5次手法治疗,患者腰椎曲度和腰部活动功能恢复正常,腰腿麻痛症状消失,重返工作岗位。(图3-49～图3-51)此病例的成功,进一步加深了急诊科对中国军医在治疗急性腰腿痛经验方面的认可,也直接促成之后在治疗急性痛症方面,急诊科与针灸科的合作。

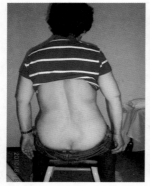
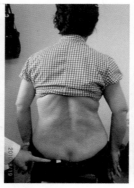
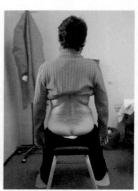

图3-49　治疗前　　　图3-50　治疗中　　　图3-51　治愈后

❖ **腰椎——臀腿痛**

　　病例51　何塞·贾林（Jose Jarrin），男性，59岁，法学教授、律师。因车祸致左膝关节疼痛、肿胀，腰及右侧臀腿痛2个月来诊，诊断为：① 左膝创伤性关节炎，② 腰椎间盘突出症。经银质针、关节腔注射、手法等近1个月治疗患者腰腿痛消失，行走自如，丢掉了陪伴他3个月的拐杖，重返大学讲台。临行前对在场的医护人员激动地说："Dr.ZHANG是中国的哈利·波特，他有一双上帝之手！"

❖ **腰椎——腰腹痛、下肢痛、尿频**

　　病例52　贾米洛·加布里埃尔（Jarmillo Gabriel），男性，38岁，专业军士。18年前在厄瓜多尔与秘鲁交战中因战伤左下肢膝以下截肢，因长期佩戴假肢，5年前出现腰腹痛、右下肢痛及尿频，每2小时小便1次。经多家医院求治无果，严重影响日常生活。2013年

2月12日来诊，经查体结合腰椎正侧位片诊断为：腰椎后关节紊乱并腰臀部、大腿根部软组织损害。行1次腰臀部、大腿根部银质针治疗后患者腰腹痛显著减轻，小便恢复正常。1周后行腰臀部针刀及腰椎手法治疗后上述症状消失。

❖ 脊柱小关节紊乱——颈肩腰腿痛、抑郁

病例53 保罗（Polo），男性，29岁，吉他手。因常年练习吉他致颈肩腰腿痛10年余，曾到西班牙等处求治，被告知病因与其父母近亲结婚有关，无法医治，靠长期服用高剂量的止痛药缓解疼痛，并且又患上抑郁症。2010年9月6日来诊，经检查确诊为：颈胸腰椎小关节紊乱症。给予针刀、银质针、手法等系统治疗，患者颈肩腰腿痛等症状、体征消失，临床治愈（图3-52、图3-53）。家人表示抑郁症也明显好转（新华社2011年3月23日报道的第2个病例）。

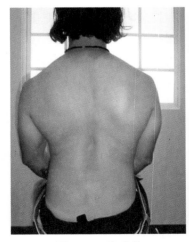 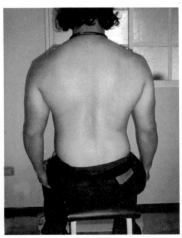

图3-52 治疗前　　　　　　图3-53 治疗后

　　核心提示：脊柱小关节紊乱症临床表现复杂多样，可因椎间关节位移（错缝）、脊柱变形等直接或间接对脊神经、椎动脉、椎静脉、交感神经和副交感神经等产生刺激或压迫，出现疼痛不适以及头晕、失眠、心慌、胸闷、性情急躁、抑郁、焦虑、腹胀便秘等自主神经功能紊乱症状。因此，通过手法、针法、药物以及心理疏导、健康教育、功能锻炼等，使脊柱及其受损的组织恢复自然地平衡关系，使各组织器官得以恢复正常的功能。应注意的是多个关节的紊乱及其软组织损伤，在治疗中不能"各个紊乱，逐一纠正"，而应是"多节治其紊"，即抓住责任节段的治疗，从而带动整个脊柱功能系统的恢复。遵循"筋骨并重、中西结合、辨证施治、整体调理"的治疗原则。

❖ 膝关节骨性关节炎原来可以不手术

　　病例54　阿亚拉·詹姆（Ayala　Jaime），男性，55岁，总后勤部长。右膝关节术后疼痛、活动受限1年9个月。2013年3月26日陪同国防部长视察空军曼塔基地时，得知困扰国防部长多年的膝关节痛被中国军医治愈，于2013年4月10日慕名来诊。詹姆部长2005年11月曾因左膝关节疼痛于美国马里兰州贝塞斯达的Navil医院行左膝关节手术，术后左膝关节疼痛消失。2011年7月8日因右膝关节轻度疼痛、发沉半年，在行右膝关节X线片检查后，发现膝关节骨质增生，随即行右膝关节清理术，术后症状加重，并继发感染；同年7月28日再次行手术及药物等治疗，术后疼痛加重，卧床1个月并出现右侧股四头肌萎缩，影响日常生活。查体：右膝关节粗大，活动发响，屈伸受限，外侧旋转挤压试验阳性、外侧副韧带增厚、压痛；过屈、过伸试验阳性；双膝股四头肌萎缩、挺髌试验阳性、髌下脂肪垫挤压试验阳性。诊断：双膝骨性关节炎。2013年4月19日下午于全身麻醉状态下，行双膝关节银质针治疗。23日复诊双膝疼痛消失，右膝屈曲轻度受限，给予手法、右膝关节腔药物注射及功能锻炼指导，1个月后双膝关节功能恢复正常（图3-54）。

核心提示：膝关节骨性关节炎主要是由于慢性劳损、感受风寒湿或轻微外伤等造成膝关节周围软组织损伤，引起膝关节的力平衡失调。外周软组织损伤引起的粘连、牵拉，破坏了膝关

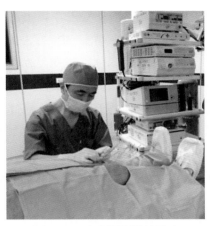

图3-54　全麻下银质针治疗

节的力平衡，使关节对合关系不佳以及产生关节内异常应力，关节腔内容物相互磨损，产生炎症刺激神经、血管、滑膜、骨膜等出现疼痛、肿胀，甚至骨质增生。另外，老年人软骨基质中的黏多糖减少，纤维成分增加，使软骨的弹性减低而易遭受力学伤害产生退行性改变。因此，治疗的关键是通过针法（如银质针、针刀等）、手法等松解外周软组织（关节周围及邻近部位腰臀部等软组织），消除异常应力和软组织无菌性炎症的刺激；同时辅以膝关节腔内注射玻璃酸钠，保护关节软骨、润滑关节、缓解疼痛等，恢复膝关节正常的平衡关系。长期的疼痛和异常应力刺激骨膜可致骨质增生（骨刺），因此，以消除骨刺为治疗目的的疗法，往往疗效不佳，甚至无效。

❖ 爱无国界 ⋯⋯⋯⋯⋯⋯⋯⋯⋯⋯⋯⋯⋯⋯⋯⋯⋯⋯⋯⋯⋯⋯⋯⋯⋯⋯

　　病例55　巴雷罗·莱昂纳多（Barreiro Leonardo），男性，59岁，厄瓜多尔武装力量联合指挥司令部司令（三军总司令）。因左

手中指疼痛、活动受限半年来诊。诊断为：左手中指指屈肌腱狭窄性腱鞘炎。经一次针刀治疗左手中指疼痛消失，屈伸活动自如。次日复诊又述双膝关节疼痛、活动发响8年，手指发木2年。诊断为：① 双膝骨性关节炎，② 颈椎病。经手法、针刀等治疗上述症状消失。1个月后将军便能亲自骑行摩托车8个小时和他的朋友们外出运动。神奇的疗效让将军甚是感动，每次治疗后都与张主任紧紧拥抱并致谢。期间还介绍他的母亲、岳母、夫人等8位家人前来诊治，年龄最长者为他85岁的岳母（病例57）；还史无前例的安排专家组乘坐专机，到另一城市参加国防部长为其晋升上将举行的授衔仪式。一天将军来诊，治疗前，听科室主任艾迪温说，张主任因工作任务繁重，近日牙痛加重可能需要治疗，于是立即打电话联系为张主任安排治疗，数分钟后对主任说："我给你请最好的医生为你治疗，下班后就去，不会痛的。"去的是一家私立医院，一下车便见院长和主治医生已在门前等候。在给张主任检查后决定拔除患牙，张主任今生第一次被医，想起当年带女儿找专家拔牙后，半边脸肿痛的样子不免心生恐惧；但正如将军所言，牙医的医术之高超令人赞叹，说话间那颗病牙已放入手术盘中，几乎无痛，感动超乎想象！次日微痛无肿胀，正常工作。

❖ 头痛、失眠、上肢麻痛、膝关节痛

病例56 玛丽亚·埃斯皮诺萨（Maria Espinosa），女性，49岁，厄瓜多尔国防部长。膝关节疼痛、行走不便4年。之前曾接受韩国、日本等多位医生的诊治，连续半年行膝关节药物外敷、理疗等治疗无明显疗效。2013年3月25日来诊，经查体后还发现了她未主诉的颈腰椎病痛，诊断为：① 双膝骨性关节炎；② 颈椎病；③ 胸腰椎小关

节紊乱症。初次就诊她就对中国军医独特仔细的诊查留下了深刻印象。原来她没说出的病症也被张主任一一诊断了出来；困扰她的还有头颈腰背痛、左上肢麻痛以及长达10年之久的失眠，只是双膝疼痛影响日常生活和工作最大而已。

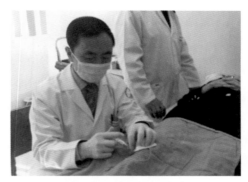

图3-55　为玛丽亚治疗

由于部长公务繁忙，为她制定了半个月的个性化治疗方案，医院也破例为其调整手术室安排治疗（图3-55）。4月5日全身麻醉状态下的银质针治疗取得圆满成功，次日总统亲自打电话详细询问其治疗过程、方法及疗效，在得知疗效显著后总统当即表示方便时来诊。经银质针、针刀、手法、针灸等半个月的治疗颈腰膝痛消失，睡眠正常。在出国去海地访问前疫苗接种，不听预防接种专家的意见，竟然要听取Dr.ZHANG的；最终专家不得不带摄像人员来针灸科诊室注射疫苗。其后又介绍她的父亲、丈夫等亲友前来诊治。

❖ 85岁老人丢掉轮椅，穿上了高跟鞋！

病例57　特雷萨·哈琳（Teresa Jarrin），女性，85岁，退休护士。因"双膝痛10年，腰痛及右下肢至小腿前侧痛7年，加重8天"，于2013年3月30日乘坐轮椅来诊。诊断为双膝骨性关节炎和腰椎骨性关节炎。经行腰臀部银质针、腰$_3$椎定位调适平衡手法和双膝关节针刀治疗1次后，老人便丢掉了在国家警察学院副总统给她赠送的轮椅。经20余天的系统治疗，腰腿痛及双膝痛症状消失，

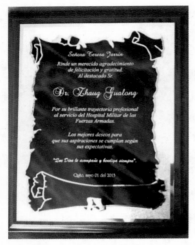

图3-56　赠送的牌匾

并能独立行走。老人4月24日来院复诊时精神焕发，竟然穿上了久违的高跟鞋，得知一切正常后激动地连声道谢："¡Muchas gracias!、¡Muchas gracias!（非常感谢！非常感谢！）"并要求合影留念。五一国际劳动节当天特意送来一块精心制作的牌匾以表谢意（图3-56）。"特雷萨·哈琳女士，向尊敬的张国龙医生致以诚挚的感谢和衷心的祝贺，感谢您在厄瓜多尔三军总医院工作期间的杰出成就和贡献。祝愿您心想事成！愿上帝保佑您！"

病例58　路易斯·冈萨雷斯（Luis Gonzalez），男性，58岁，原厄瓜多尔三军总司令。颈背痛及左上肢痛3个月。第一次医疗援厄即将结束时，时任三军总司令路易斯·冈萨雷斯因颈椎间盘突出症进行了颈$_{4-5}$椎间盘手术治疗。时隔一年后，我再次来到厄瓜多尔时，已经卸任的司令慕名前来诊治。就诊时他说："两年前你们国家的中资企业才26家，现在居然来了70多家，你们越来越多的中资企业到我们国家，各行各业的都有。"

"将军阁下，作为一名医生，我2次代表中国援助贵国，我们的中医诊疗技术在国内同行之间都很保守，但是在厄瓜多尔我们开办培训班授课、举办知识讲座，将临床医疗服务与带教进修生、义诊、巡诊相结合，把全部的诊疗技术手把手教给这里的医生，让中医诊疗技术成为你们治病的好帮手。其他行业的人员也是一样，我们是真心想帮助厄瓜多尔人民提高生活水平，大家合作共赢啊！"查体：颈曲直，颈部活动受限，以后伸及左旋明显；颈$_5$顺旋，棘突旁左侧压痛伴左上肢放射痛；椎间孔挤压试验：左（＋），右（－）；左侧肱二头肌腱反射较对侧减弱；结合影像学检查确诊为：颈椎病。给予3次颈背部针刀松解术及手法调整颈$_5$椎，将军颈背痛及左上肢痛消失。

核心提示：颈$_{4-5}$椎间盘切除术后，颈椎完成同样的功能活动，相邻第5颈椎的代偿活动增大而致椎体失稳形成椎管狭窄区，刺激或压迫相应的神经、血管出现麻痛等症状。因此，颈椎病的治疗不仅要消除病损节段神经根的刺激和压迫，更重要的是消除椎管内外软组织损害，纠正患椎位移，恢复脊柱平衡。同时，应养成正确的行为习惯，消除有害因素刺激，并进行循序渐进、系统持久的功能锻炼。

保障来访代表团

❖ 腰椎——急性腹痛

病例59 2013年2月14日，来厄瓜多尔访问的重庆艺术团演出队队长谢潘，在厄瓜多尔国家剧院演出时，突然出现了剧烈的腹痛。带队领导疑是高原反应（厄瓜多尔首都基多海拔2 850 m），当即给予吸氧和口服药物等处置后无缓解，正在台下受邀观看的张主任，接到我国驻厄瓜多尔大使馆通知，立即到后台诊治。通过查体发现，患者腹部无压痛和反跳痛，排除了急腹症。进一步检查发现她的第3腰椎棘突偏歪，棘突旁有明显的压痛，诊断为腰源性腹痛。在国家剧院的后台当即给予第3腰椎手法复位，复位后腹痛立即消失，次日凌晨，艺术团成员顺利抵达哥伦比亚访问。

❖ 脊柱关节紊乱——眩晕、恶心

病例60 来厄瓜多尔访问的湖南省杂技团27岁的女演员黄欢，2013年3月19日一到厄瓜多尔便出现头晕、恶心。近十天来，一直不能参加正常演出，经当地医院多方诊查未找到确切病因，对症治疗未见好转，并且无法乘机回国。我国驻厄瓜多尔大使馆文化处，请张主任前去演出地落哈市诊治，在得知张主任带队即将外出到中厄合作在南美最大的水电站——科卡科多·辛克雷水电站（CCS）工地义诊，行程无法调整后，紧急安排专人护送演员黄欢于3月27日下午从落哈市乘机来到首都基多。中午一下班，张主任立即赶往演员的住处，经详细询问病史及认真查体，考虑为脊柱关节功能紊乱所致。经2次针灸及手法治疗后，演员头晕及恶心症状明显好转，平安回国。

❖ 急腹症——腹腔积血

病例61 第一次医疗援助厄瓜多尔期间，2010年9月湖南省杂技团来厄瓜多尔访问，18岁女性演员李艳回国前一天的晚上突然出现腹痛。起初疑为痛经，后渐行加重；为确保次日顺利回国，使馆急派张主任前去诊治，经检查小演员李艳呈强迫半卧位、胸闷、气短、腹肌紧张、腹部压痛、反跳痛。诊断为：急腹症。果断建议立即送医院急诊，当晚经剖腹探查发现腹腔积血1 500 mL，考虑为连续多日高强度演出，肠系膜破裂出血所致；其他代表团成员次日按计划回国，18岁的小演员李艳则留在首都基多，住院治疗直至康复。否则，次日早登上回国航班后果不堪设想。

第 四 章

常用专科检查方法

第一节 特殊试验检查

一、颈部

1. 椎间孔挤压试验（图 4-1）：患者坐位，将头稍后仰并向患侧倾斜，检查者左手掌向下平放于患者头顶部，右手握拳轻轻叩击左手掌背部，使力量向下传递。如有根性损害，则由于椎间孔的变小而出现肢体的放射性疼痛或麻木等感觉，此即属阳性。对于根性疼痛剧烈者，检查者仅用双手重叠放于患者头顶部向下加压即可诱发或加剧症状。多见于神经根型颈椎病。

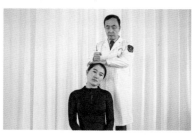

图 4-1　椎间孔挤压试验

2. 颈椎间孔分离试验（图 4-2）：患者端坐位，检查者用双手分别托

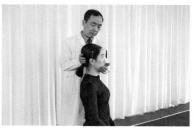

图 4-2　颈椎间孔分离试验

住患者下颌及枕部，将其头向上牵引，以扩大颈椎间孔。若原有上肢麻木、疼痛减轻或消失者为阳性。多见神经根型颈椎病。可作为颈部牵引治疗的指征之一。

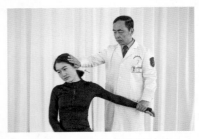

图4-3　臂丛神经牵拉试验

3. 臂丛神经牵拉试验（图4-3）：患者端坐位，头稍低并转向健侧，检查者一手握患侧手腕，另一手扶住患侧头部，两手反方向推拉。若患者感到上肢放射性疼痛或麻木，即为阳性。多见于神经根型颈椎病、臂丛神经损伤及前斜角肌综合征。

二、肩部

1. 搭肩试验（图4-4）：患者端坐，肘关节屈曲位，将手搭于对侧肩部，如果手能够搭于对侧肩部，且肘部能贴近胸壁即为正常。如果手能够搭于对侧肩部，但肘部不能贴近胸壁，或肘部能贴近胸壁，但手不能搭于对侧肩部，均为阳性，提示可能有肩关节脱位。

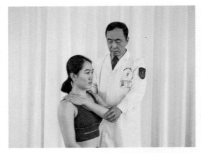

图4-4　搭肩试验

2. 冈上肌腱断裂试验：患者端坐位，患侧肩部外展，当外展至30°～60°时，患侧三角肌明显收缩，但不能外展上举，越用力越耸肩。若被动外展患肢超过60°时，则患者又能主动上举上肢，这一特定区域的外展障碍即为阳性征，提示冈上肌腱的断裂或撕裂。

3. 疼痛弧试验（图4-5）：患者端坐（或站立）位，嘱患者外展或被动外展其上肢，当肩外展到60°～120°范围时，肩部出现疼痛为阳性。这一特定区域的外展痛称为疼痛弧，由于冈上肌腱在肩峰下摩擦、撞击所致，说明肩峰下的肩袖有病变。

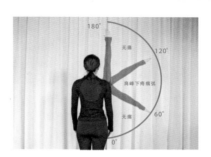

图4-5　疼痛弧试验

4. 肱二头肌抗阻力试验（图4-6）：患者端坐位，屈肘90°，检查者一手扶住患者肘部，一手握住患者腕部，嘱患者用力屈肘、外展、外旋，检查者拉前臂抗屈肘，如果结节沟处疼痛为阳性。表明该肱二头肌腱滑脱或肱二头肌长头肌腱炎。

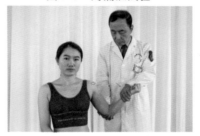

图4-6　肱二头肌抗阻力试验

三、肘部

1. Mills试验：患者前臂在旋前位并将桡腕关节屈曲再伸肘时，由于腕伸肌、指伸肌紧张引起肱骨外上髁处疼痛，即为阳性。多见于肱骨外上髁炎。

2. 腕伸肌紧张试验（图4-7）：患者端坐位，嘱患者屈腕屈指，检查者将手压于患者的各指背侧做对抗，再嘱患者抗阻力伸指及背伸腕关节，如出现肱骨外上髁疼痛即为阳性。多见于肱骨外上髁炎。

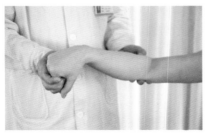

图4-7　腕伸肌紧张试验

四、腕、手部

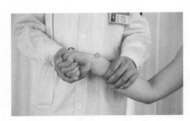

图4-8　握拳尺偏试验

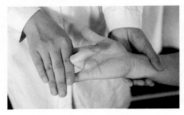

图4-9　指浅屈肌腱试验

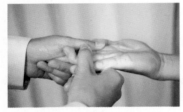

图4-10　指深屈肌腱试验

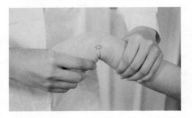

图4-11　腕三角软骨挤压试验

1. 握拳尺偏试验（图4-8）：患者端坐位，嘱患者握拳，拇指握于掌心内。检查者一手握患者腕部，另一手将患者腕部向尺侧倾斜，如桡骨茎突部疼痛即为阳性；多见于桡骨茎突腱鞘炎。

2. 指浅屈肌腱试验（图4-9）：患者端坐位，检查者将患者的手指固定于伸直位，然后嘱患者屈曲需检查的手指的近端指间关节，这样可以使指浅屈肌单独运动。如果关节屈曲正常，则表明指浅屈肌腱是完整的；反之则该肌腱有断裂或缺如。

3. 指深屈肌腱试验（图4-10）：患者端坐位，检查者将患者掌指关节和近端指间关节固定在伸直位，然后让患者屈曲远端指间关节。若能正常屈曲，则表明该肌腱有功能；反之则该肌腱可能有断裂或该肌肉的神经支配发生障碍。

4. 腕三角软骨挤压试验（图4-11）：检查者一手握住患者前臂下端，另一手紧握患手，使腕关节掌屈尺偏，然后用力将患手向尺骨小头方向挤压，若腕关节尺侧出现疼痛，即为阳性；提示腕三角软骨损伤。

五、腰部

1. 直腿抬高试验（图4-12）：患者仰卧位，检查者将患者膝关节伸直，检查者一手置于膝关节上，使下肢保持伸直，另一手将下肢抬起屈曲髋关节。正常人可抬高70°～90°，如小于以上角度，即出现由上而下的放射性疼痛或麻木者，为直腿抬高试验

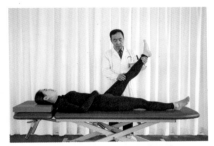

图4-12 直腿抬高试验

阳性。一般要左右对比，坐骨神经痛、腰椎间盘突出症等可为阳性。

2. 腰脊柱侧弯试验（图4-13）：患者站立位，双下肢伸直并拢，检查者站在患者后方，令患者保持适度后伸体位；一手放在患者一侧髋部外方制动，另一手按在患者对侧肩部外方推向另一侧；若脊柱

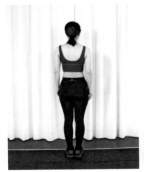
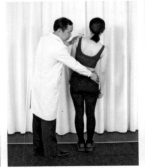
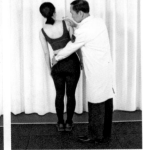

图4-13 腰脊柱侧弯试验

向患侧弯至极限时，患者主诉该侧腰骶部深层疼痛或并发腰臀痛或下肢传导痛者为阳性，可判断腰椎管内发病因素的可能，若同时引出健侧腰部侧方疼痛或拉紧不适感者则可判断为健侧椎管外腰部软组织损害的可能；若脊柱向健侧弯到极限时，原患侧腰骶部深层疼痛与下肢征象完全消失，但引出患侧腰部侧方疼痛或拉紧不适感者则可判断为患侧椎管外腰部软组织损害的可能。

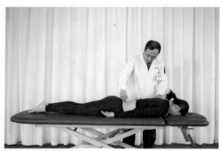

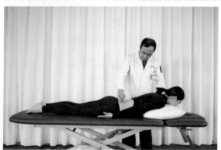

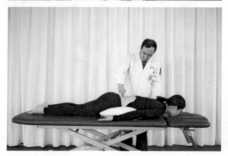

图4-14　胸腹垫枕试验

3. 胸腹垫枕试验（图4-14）：患者俯卧位，检查者在其主诉腰痛部位的患侧腰$_3$-骶$_1$棘旁深压，在找到的压痛点上做如下检查：① 将枕头垫在患者的胸部，使腰部处于超伸展位，检查者用未曾离开的拇指在其压痛点上以相同的力深压，询问患者感觉；② 将枕头下移至腹部，使脊柱处于过度前屈位，再以原有力量在其压痛点深压，询问患者感觉。俯卧腰脊柱过度前屈位与俯卧超伸展位压痛比较：若在腰脊柱过度前屈位上测定，使原有在俯卧超伸展位引出压痛或放射痛接近消失，可判断椎管内发病因素的可能；疼痛适度减轻者，可判断椎管内外皆有发病；若原有疼痛无改变则可判断椎管外软组织损害。

4. 胫神经弹拨试验（图4-15）：患者俯卧位，检查者一手提起患侧踝部，使膝关节屈曲成直角位，腘窝部软组织完全松弛，另一手指在腘窝中间偏内侧找到胫神经，在其上做轻巧的横向弹拨，凡出现任何不适或疼痛者即为阳性体征。提示椎管内病变可能。

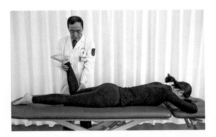

图4-15　胫神经弹拨试验

腰脊柱侧弯试验、胸腹垫枕试验和胫神经弹拨试验常常合并应用，上述三种试验阳性者则可明确为腰椎管内病变；临床工作中我们称这三种试验为腰脊柱三种试验。临床经验告诉我们腰脊柱侧弯试验和胫神经弹拨试验阳性或胸腹垫枕试验和胫神经弹拨试验阳性这种上下结合的两种试验阳性时也基本可以确定为椎管内病变。

5. 股神经牵拉试验（图4-16）：患者俯卧位，正常人屈膝可达120°，仅感股四头肌处不适，当神经根受压时，屈膝达90°即感大腿前方痛，再略加屈膝范围或同时伸髋，则引起更明显疼痛。提示股神经受压，临床上腰$_{2\sim3}$、腰$_{3\sim4}$椎间盘突出时此试验多为阳性。

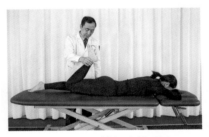

图4-16　股神经牵拉试验

六、髋部

1. "4" 字试验（图4-17）：患者仰卧位，患侧髋膝屈曲，将足外踝置于对侧膝关节上部，检查者一手固定骨盆，另一手放于患膝内侧向下按压，如诱发骶髂关节疼痛则为阳性，若患膝部不能放平，则表示

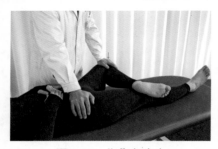

图4-17 "4"字试验

髋关节病变可能。

2.梨状肌紧张试验（图4-18）：患者仰卧位，将患肢伸直，并做内收内旋动作。如坐骨神经有放射性疼痛，再迅速将患肢迅速外展外旋，疼痛缓解即为阳性。说明有梨状肌综合征。

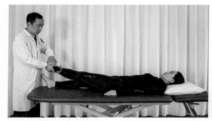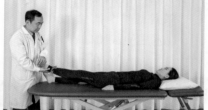

图4-18 梨状肌紧张试验

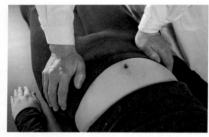

图4-19 骨盆分离试验

3.骨盆分离试验（图4-19）：患者仰卧位，用双手按住患者双侧髂前上棘，使骨盆分离，若耻骨联合或骶髂关节出现疼痛即为阳性。提示耻骨联合或骶髂关节出现病损。

七、膝部

1.浮髌试验（图4-20）：患者仰卧位，患侧膝关节伸直，令其放松股四头肌。检查者一手在髌骨上方压挤，将髌上囊区域的关节液挤压到髌骨下方，另一手示指向下压髌骨。若出现髌骨有浮动感即为阳性,说明膝关节内有积液较多。

2. 麦氏征(McMurray 征)试验
(图4-21):患者仰卧位,检查者将患
侧髋关节和膝关节充分屈曲,检查者
一手握患者膝部,另一手握患者足
部,检查内侧时使小腿在充分外旋、外

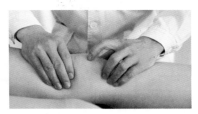

图4-20 浮髌试验

展位伸直膝关节,检查外侧时小腿充分内收、内旋位伸直膝关节。在伸
直膝关节过程中,出现膝关节弹响或疼痛为阳性,提示半月板有损伤。

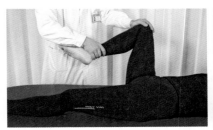
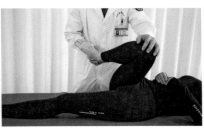

图4-21 麦氏征试验

3. 挺髌试验(图4-22):患者仰卧位,患膝伸直,用拇、示指将患者
的髌骨向远端推压,嘱患者用力收缩股四头肌,引起髌骨部疼痛者为
阳性。提示髌骨软骨损伤可能。

4. 研磨试验(图4-23):患者俯卧位,膝关节屈曲90°,固定腘窝
部,检查者握住患者足跟部,向下压足,使膝关节面紧靠床面,然后进

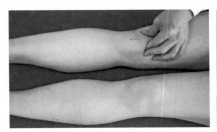
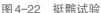

图4-22 挺髌试验

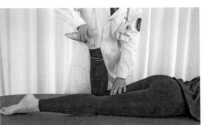

图4-23 研磨试验

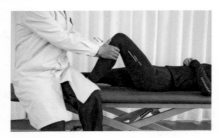

图4-24　抽屉试验

行小腿旋转动作,膝关节如有疼痛,提示膝关节有半月板损伤或关节软骨损伤。

5. 抽屉试验(图4-24):患者仰卧位,患膝屈曲。检查者两手握住患侧膝部下方,向前后推拉。若小腿有过度前移,表示前交叉韧带松弛或断裂,反之,表示后交叉韧带松弛或断裂。

6. 侧向试验(图4-25):患者仰卧位,膝关节微曲,检查者一手握住小腿下端,将小腿外展,另一手压住膝关节外侧向内侧推压。若膝关节内侧发生疼痛和侧方活动即为阳性,提示胫侧副韧带损伤或断裂;检查腓侧副韧带时,方法与之相反。

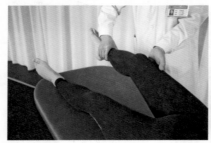
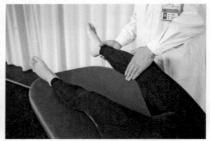

图4-25　侧向试验

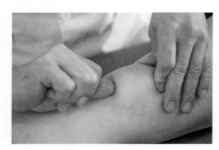

图4-26　髌下脂肪垫挤压试验

7. 髌下脂肪垫挤压试验(图4-26):患者仰卧,下肢伸直放松,检查者位于患者右侧,以左手拇、示指指端按住髌骨上端内外侧缘并推向远端,使髌骨下端向上翘起,右手拇指掌面向上,指尖针对髌骨下端后方的膑尖粗面及髌骨下1/2段边缘进行滑动按压，若引出疼痛为本试验阳性。

8. 腓总神经压迫试验（图4-27）：患者仰卧，一侧下肢伸直抬高，当抬高至最大角度时，检查者一手扶住踝关节，另一手拇指按压腓

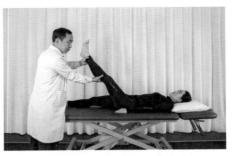

图4-27　腓总神经压迫试验

骨小头下方的腓总神经，若患者出现疼痛、麻木等不适感即为本试验阳性。提示椎管外软组织损害可能。

第二节　反射检查

反射检查有助于判断神经系统损害的部位和性质，检查时应注意两侧对比，反射不对称（一侧反射增强或减弱、消失），是神经系统损害的重要体征；对脊柱软组织伤病的诊断与定位具有重要价值。

1. 肱二头肌反射（图4-28）：患者前臂屈曲90°，肢体放松，检查者以左手拇指置于患者肘部肱二头肌腱上，然后右手持叩诊锤叩左手拇指指甲。正常情况下可引起肱二头肌收缩，引出屈肘动作。反射中枢位

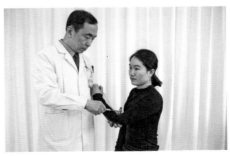

图4-28　肱二头肌反射

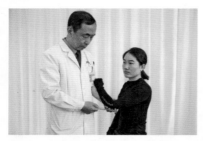

图4-29　肱三头肌反射

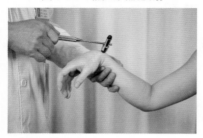

图4-30　桡骨膜反射

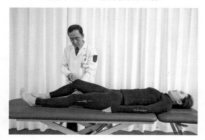

图4-31　膝腱反射

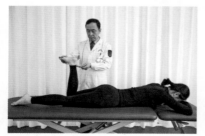

图4-32　跟腱反射

于颈髓$_{5\sim6}$节，由肌皮神经传导，主要在颈$_5$病变时出现异常。

2. 肱三头肌反射（图4-29）：患者外展上臂并半屈肘关节，肢体放松，检查者用左手托住其上臂，右手用叩诊锤直接叩击鹰嘴上方肱三头肌腱。正常情况下可引起肱三头肌收缩、前臂伸展。反射中枢位于颈髓$_{7\sim8}$节，由桡神经传导，以颈$_7$受累时为明显。

3. 桡骨膜反射（图4-30）：患者前臂置于半屈半旋前位，检查者以左手托住其腕部，并使腕关节自然下垂，用叩诊锤轻叩桡骨茎突。正常情况下可引起肱桡肌收缩发生屈肘和前臂旋前动作。反射中枢位于颈髓$_{5\sim8}$节，通过桡神经传导，以颈$_6$病变时反射异常最为明显。

4. 膝腱反射（图4-31）：患者取坐位或仰卧位，膝关节屈曲约120°，以叩诊锤轻击髌韧带，可引起膝关节伸展运动，并能触及股四头肌的收缩。反射中枢位于腰髓$_{2\sim4}$节，通过股神经传导。

5. 跟腱反射（图4-32）：检查者用手握住前足部，并使踝关节轻度背屈，以叩诊锤轻击跟腱后即可引起腓肠肌及比目鱼肌收缩，因而踝关节向跖面屈曲。反射中枢位于骶髓$_{1-2}$节，由胫神经传导。

6. 腹壁反射（图4-33）：患者仰卧位，双下肢半屈曲位使腹壁松弛，然后用钝针分别沿肋缘下（胸$_{7-8}$）、平脐（胸$_{9-10}$）及腹股沟上（胸$_{11-12}$）的平行方向，由外向内轻划腹壁皮肤。正常情况下局部腹肌收缩，若上中或下腹壁反射消失，分别见于上述不同平面的胸髓病损；若双侧上中下腹壁反射均消失，可见于昏迷和急性腹膜炎患者；若一侧上下中腹壁反射消失，见于同侧锥体束病损。腹壁反射消失还可见于以下生理

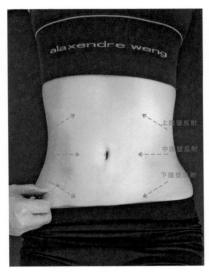

图4-33　腹壁反射

状况：婴幼儿、老年人、腹型肥胖者、多次生产腹壁松弛的妇女、腹部手术史或腹部疱疹患者以及腹肌紧张、腹壁反射被反复刺激后疲劳。在脊柱侧弯患者中腹壁反射消失者应考虑脊髓空洞症可能。反射中枢位于胸髓$_{7-12}$节，由肋间神经传导。

7. 提睾反射：患者仰卧位，下肢屈曲，使腹壁松弛，然后用钝针由下而上轻划股内侧上方皮肤。正常情况下引起同侧提睾肌收缩，睾丸上提。若双侧反射消失，则腰髓$_{1-2}$节病损；若一侧反射减弱或消失，则锥体束损害。局部病变如腹股沟疝、阴囊水肿等也影响提睾反射。反射中枢位于腰髓$_{1-2}$节，由生殖股神经传导。

8. 肛门反射：轻划肛门周围皮肤，正常情况下引起肛门外括约肌收缩。反射障碍为骶$_{4-5}$节损伤。反射中枢位于骶$_{4-5}$节，由肛尾神经传导。

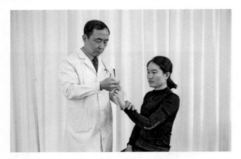

图 4-34　霍夫曼征

9. 霍夫曼（Hoffmann）征（图4-34）：患者腕部略伸，手指自然微屈。检查者一手托住患者腕部，另一手的示、中指夹住其中指，快速用拇指向掌侧弹拨其中指指甲，以使其中指远端指节屈曲。若患者拇指和其他手指同时向掌侧屈曲，即为霍夫曼征阳性。一侧霍夫曼征阳性，表示该侧腱反射亢进，提示可能有锥体束损害，多见于脊髓病变，如脊髓型颈椎病、脊柱脊髓损伤、脊髓神经鞘瘤、锥体外系损害等；也可见于焦虑、甲状腺功能亢进、多发性硬化症的患者。霍夫曼征仅在反应强烈或双侧明显不对称时才具有临床意义。

10. 巴宾斯基（Babinski）征（图4-35）：患者仰卧，双下肢伸直，全身放松。检查者一手握住患者踝关节，另一手用钝物自足底外侧缘，由后向前轻划皮肤至小趾跟部再转向划至拇趾下方。正常时可引起足趾跖屈，若出

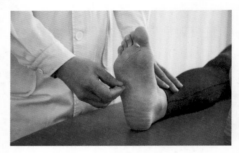

图 4-35　巴宾斯基征

现拇趾背屈，其余各趾呈扇形散开，即为巴宾斯基征阳性。提示锥体束病变，常见于脊髓型颈椎病；也可见于婴儿、深睡眠、昏迷、全身麻醉、酒精中毒等。

第 五 章

常用物理疗法简介

第一节　物理疗法概述

一、物理疗法的概念及其分类

物理疗法是应用各种人工或自然的物理因子防治疾病的方法。物理因子是指各种物质的物理能,如:电、光、声、磁、热、机械及放射能等。物理疗法大致可分为两类:

1. 利用大自然的物理能源:如空气浴、海水浴、日光疗法等;

2. 应用人工的物理能源:我们临床常说的理疗主要是指应用人工物理能源的疗法,即:

(1)电疗法:① 低频电疗法:直流电疗法、离子导入疗法、电水浴疗法、感应电疗法、电兴奋疗法、间动电疗法、神经肌肉电刺激疗法、超刺激疗法等;② 中频电疗法:干扰电疗法、正弦调制中频电疗法、音频电疗法、安德森电流疗法、随机电流疗法、波动电流疗法、调制随机中频电流疗法、音乐电流疗法等;③ 高频电疗法:长波疗法、中波疗法、短波疗法、超短波疗法、微波疗法、分米波疗法、厘米波疗法、毫米波疗法、射频疗法、静电疗法、电离空气疗法等。

（2）光线疗法：包括红外线疗法、可见光疗法、紫外线疗法和激光疗法。

（3）超声波疗法。

（4）磁疗法。

（5）水疗法。

（6）温热疗法。

（7）冷疗法和冷冻疗法。

（8）推拿、按摩疗法。

（9）针灸疗法。

（10）矿泉疗法。

（11）其他：包括运动疗法、负压疗法、生物反馈疗法、放射线疗法等。

二、物理疗法的治疗作用及其机制

（一）物理因子具有如下一般性治疗作用

1. 消炎作用：对皮肤、黏膜、肌肉、关节、脏器的急、慢性炎症都有效。

2. 镇痛作用：对损伤、炎症、缺血、痉挛、肌张力不平衡，反射性及精神性因素引起的疼痛均有效。

3. 抗菌作用：以紫外线杀菌作用著称。

4. 镇静、催眠：如电睡眠疗法、静电疗法、磁场疗法、不感温水浴疗法等。

5. 兴奋神经、肌肉：各种低、中频电流疗法，如间动电疗法、干扰电疗法等，都能用于治疗肌肉、神经麻痹。

6. 缓解痉挛：如超短波疗法、短波疗法及蜡疗法、湿热包裹疗法等热疗法等。

7. 软化瘢痕：石蜡疗法、超声波疗法，碘离子导入、音频电流等。

8. 加速伤口愈合：如小剂量紫外线照射、锌离子导入疗法等。

9. 增强机体免疫功能：如紫外线疗法、磁疗法、超短波疗法等。

10. 加速骨痂形成：如弱直流电疗法、脉冲磁场疗法等。

11. 脱敏作用：如紫外线。

12. 抗癌作用：如射频疗法、激光光敏效应疗法、低温冷冻疗法、聚焦超声疗法等。

（二）物理因子具有如下特殊治疗作用

一种物理因子表现突出的又为其他物理因子所不具备的作用，称为这种物理因子的特殊性作用，如直流电的电解作用，低频电流能引起肌肉收缩，高频电流能使组织内部产生显著的内源性温热作用，超声波的机械振荡，紫外线能使皮肤产生红斑、促进维生素D的形成。此外，直流电离子导入疗法，各种药浴和矿泉疗法，依其所用药物种类和矿泉水成分的不同而各具特点。因此，应视具体情况，根据疗法特点而分别选用，以收到特殊性治疗作用。

三、注意事项

1. 治疗前，嘱患者排空大小便，除去身上一切金属物（纽扣、手表、假牙、首饰等）以及电子产品，穿纯棉衣物。

2. 详细问诊，检查治疗部位皮肤状况，确定无治疗禁忌证，根据不同疾病选择理疗种类、剂量和治疗部位。

3. 连续进行多次或1个疗程理疗能形成条件反射，促进理疗的效果。

4. 多数理疗连续使用一个疗程后，间隔1周再进行第2个疗程。

5. 治疗室的环境要整洁、安静，温度适宜，空气清新，每个治疗间要隔开，治疗中禁止患者交谈、看手机、阅读书报等。

6. 理疗有后效应，每次治疗后要安静休息20分钟左右，否则，会降低疗效。

7. 两种以上理疗方法综合应用：① 作用基本相同的理疗方法不能同时综合应用。如：两种全身浴疗法、短波与超短波、全身日光浴与全身紫外线、调制中频与间动电等；② 产生相互拮抗作用的物理疗法不能同时综合应用。如在同一部位，不能先做紫外线后再做红外线或可见光，也不能先做Novocain离子导入，后做紫外线等；③ 不能同日在同一反射区（如鼻黏膜、颈动脉窦、领区、短裤区）使用两种物理疗法；④ 避免因过多的物理因子的综合治疗给患者造成过大负荷或疲劳，这样不利于激发生理调节机制。

8. 在理疗过程中，有时会出现局部症状加重或全身不适情况，称加剧反应。局部加剧反应多在治疗炎症时，局部红、肿、痛加重，反应可在3～5次后很快消失，若反应持续7天以上不见消退，应减少剂量，延长间隔，甚至停用或改用其他疗法；理疗中若出现全身不适，性情烦躁、食欲不振、倦怠等，称全身性加剧反应，多为剂量过大和（或）频度过多、患者过敏所致，应停止治疗，休息数日，再从小剂量开始或改换其他疗法。

9. 心脏起搏器植入者、体内金属异物局部、妊娠妇女腰腹部、恶性肿瘤患者、皮肤过敏者、皮肤知觉障碍者禁用。

第二节　常用物理疗法简介

一、直流电离子导入

1. 概念：直流电药物离子导入疗法是借助直流电场将药物离子

经皮肤、黏膜或伤口导入人体组织内，以预防治疗疾病的方法，称为直流电药物离子导入法。

2. 基本原理：是某些药物溶液中可以离解为离子，在直流电场力作用下，药物离子产生定向移动。在阴极衬垫中，带负电荷的药物离子向机体方向移动（同性相斥）进入机体组织内；在阳极衬垫中，带正电荷的药物离子向机体方向移动而进入机体组织内。直流电药物离子导入疗法既有直流电的扩张血管、促进血液循环、加速组织再生，改善局部营养和代谢、促进溃疡愈合，加速骨折愈合等作用；又具有被导入药物的治疗作用。

3. 临床应用：临床上可以进行中、西药物离子导入，如钙、溴、镁等离子导入，维生素、抗生素导入，川芎等中药离子导入等。

二、温热式低周波疗法

1. 概念：采用温热式低周波治疗仪产生的温热和低频电流作用于人体治疗疾病的疗法称温热式低周波疗法。

2. 治疗作用：止痛、促进血液循环、消除疲劳和深达肌层按摩等作用。

3. 技术特点：低频电流和温热两种物理因子同时作用于人体。① 低频电流的作用：兴奋神经和肌肉组织，兴奋或抑制自主神经，止痛，消炎、消肿，镇静催眠，促进神经再生，锻炼骨骼肌，预防或缓解肌肉发生失用性萎缩等；② 温热疗法的热作用：扩张血管，促进血液循环，改善局部营养和代谢，加速组织再生；降低肌张力，解除肌肉痉挛；促进上皮生长和伤口愈合等作用。另外，通过调整电流频率，产生不同形式的组合电流，产生拍打、推压、按摩、按揉等作用，加强了治疗效果。

4. 适应证、禁忌证

适应证：颈椎病、肩周炎、腰肌劳损、胸腰椎小关节紊乱症、腰椎间盘突出症、周围神经损伤等软组织伤病；另外对失眠、神经衰弱等疾病也有较好效果。

禁忌证：严重心脑血管疾病、高热、心脏起搏器植入、体内金属异物、孕妇、恶性肿瘤、癫痫、皮肤过敏及皮肤知觉障碍者。

三、磁振热疗法

1. 概念：利用磁振热治疗仪所产生的脉冲磁场、温热、震动按摩共同作用于人体，治疗疾病的方法称磁振热疗法。

2. 技术特点：① 磁振热治疗仪的温热导子线圈接通交流电后，产生脉冲磁场（强度 $1 \sim 38\ mT$）、温热和振动按摩三种物理治疗因子，将三种物理治疗因子相结合同步作用于机体，可以产生明显生理和治疗作用；② 适应证广、舒适安全，可以解除因工作紧张或体位不正引起的疲劳和肌肉酸痛；③ 对镇痛、消炎、减轻水肿疗效较好。

3. 治疗作用：具有明显的扩张血管、促进血液循环、改善局部营养和代谢、促进上皮生长和伤口愈合，消炎、镇静和镇痛，降低肌张力、解除肌肉痉挛、锻炼肌肉，预防或缓解肌肉发生失用性萎缩等作用。

4. 适应证和禁忌证

（1）适应证：颈椎病、肩周炎、腰背痛、坐骨神经痛、各种关节炎、肋间神经痛、高血压、冠心病、脑卒中恢复期、糖尿病、三叉神经痛等。

（2）禁忌证：高热、心脏起搏器植入、体内金属异物、孕妇、恶性肿瘤、癫痫、皮肤过敏及皮肤知觉障碍者。

四、高电位疗法

1. 概念：是采用高电位治疗仪的低频高电压电场进行治疗的方法。

2. 治疗作用：高电位可激活生物场，起到通经络、活化细胞、调节神经系统的作用，加速水分子团分解、加速水分子运动、从而加快血液循环、提高细胞膜通透性、加快新陈代谢，增加负离子浓度、提高胃、肠、肝、胰等脏器功能，还可以增加血清 Ca^{2+} 浓度、降低 K^+ 浓度，使血液碱性化，消除酸中毒。

3. 适应证、禁忌证

（1）适应证：颈腰痛等软组织损伤、脑卒中后遗症、神经衰弱、失眠、抑郁、烦躁等。

（2）禁忌证：高热、心脏起搏器植入、体内金属异物、对电流过敏、孕妇、恶性肿瘤、活动性肺结核、出血倾向、癫痫、极度衰弱、皮肤过敏及皮肤知觉障碍者。

五、音频电疗法

1. 概念：音频电流疗法是中频电流的一种，是应用频率在音频范围（ 20 ～ 200 kHz ）内之等幅中频正弦交流电进行治疗的方法。目前国内常用的频率为 2 000 Hz，有些机器可以在 500 ～ 5 000 Hz 范围内连续调节。

2. 治疗作用：① 镇痛：与这种电流能缓解肌痉挛及改善局部血

液循环有关。② 促进局部血液循环：有调节血管神经功能及改善皮肤微循环。③ 软化瘢痕、松解粘连：术后早期应用可以预防瘢痕增生，对肥厚增生瘢痕，能使瘢痕变软、变薄、缩小、消退，用于术后肠粘连、瘢痕粘连、肌腱粘连等。④ 其他：调节和促进神经系统功能、促进腺体分泌、降低血压等。

3. 适应证和禁忌证

（1）适应证：创伤和手术后创面瘢痕疙瘩、手术后或炎症引起的肠粘连、注射后硬结、声带小结、乳腺良性增生等。

（2）禁忌证：同温热低周波疗法。

六、干扰电流疗法

（一）静态干扰电疗法

1. 概念：是一种由低频调制的中频电流。又名交叉电流。治疗时用四个电极将频率相差 $0 \sim 100$ Hz 的两组中频正弦交流电交叉地输入人体，在交叉处发生干扰而形成干扰场。在干扰场中按无线电学上的差拍原理产生由 $0 \sim 100$ 赫兹的低频调制的脉冲中频电流。干扰电疗法就是利用这种"内生"的脉冲中频电流来治疗疾病的一种电疗方法。

2. 特点：无电解，电极简单，皮肤电阻明显降低，作用深，除中频电流外尚有低频电流的作用，而且这种低频电是"内生"的。

3. 作用：① 促进局部血液循环；② 镇痛；③ 对神经肌肉组织的作用：一为兴奋该种组织，引起肌肉收缩；其次为改善神经肌肉组织的血液循环；④ 对胃肠平滑肌的影响：改善胃肠道平滑肌的张力；改善内脏的血液循环；调整支配内脏的自主神经的功能；⑤ 作用于星状神经节，治疗高血压病。

4. 适应证、禁忌证

（1）适应证：颈椎病、肩周炎、腰椎间盘突出症、退行性骨关节疾病、关节扭挫伤、韧带损伤、肌肉劳损、网球肘、截肢后残肢痛、头痛、神经痛、神经炎、关节炎、骨折、高血压、冠心病、胃炎、溃疡病等。

（2）禁忌证：高热、恶性肿瘤、活动性肺结核、出血倾向、心脏起搏器植入、体内金属异物、孕妇、癫痫、极度衰弱、对电流过敏、皮肤过敏及皮肤知觉障碍者。

（二）动态干扰电疗法

1. 概念：动态干扰电疗法是在静态干扰电流基础上，使内生中频电流幅度被波宽为6秒的三角波调制，形成两路二维空间上 X 和 Y 轴方向电强度不断变化的内生低频调制的中频电流，用这种电流治疗疾病的方法称动态干扰电疗法。

2. 技术特点：同静态干扰电疗法，但因为这种干扰电流的幅度和频率不断变化，人体组织不易产生适应性；另外，由于干扰场内矢量是旋转，产生多点刺激效应，治疗范围更广。

3. 治疗作用：具有镇痛、改善局部血液循环、调节内脏器官功能、锻炼骨骼肌防止失用性萎缩、改善胃肠平滑肌张力及内脏器官功能等作用。

4. 适应证、禁忌证

（1）适应证：颈椎病、肩周炎、腰椎间盘突出症、退行性骨关节疾病、关节扭挫伤、肌肉劳损、网球肘、神经痛、肠粘连、尿潴留、胃下垂、习惯性便秘；另外对脑卒中后遗症、脑性瘫痪、高血压病等治疗。

（2）禁忌证：高热、恶性肿瘤、严重心脑疾患、孕妇、出血倾向、急性化脓性炎症、身体极度衰弱者，体内有植入式电子装置（如心脏起搏器）的患者。

（三）三维动态干扰电疗法（立体动态干扰电疗法）

1. 概念：是将三路在三维空间流动的 5 000 Hz 的交流电相互叠

加交叉地输入人体,在交叉处发生干扰,产生立体动态干扰电流,从而形成具有生物学作用的内生的低频调制的中频电流进行治疗疾病的一种电疗法。

2. 治疗作用:具有镇痛、改善局部血液循环、调节内脏器官功能、锻炼骨骼肌防止失用性萎缩、改善胃肠平滑肌张力及内脏器官功能等作用。

3. 技术特点:① 由于立体干扰电是在三维空间,产生多方向、多点电刺激,而且其频率和幅度不断变化,作用部位更深和作用范围更广,治疗效果较静态干扰电和动态干扰电更好。② 其电流频率和幅度不断变化,减轻机体对该电流适应性,增强电刺激效应。③ 对镇痛、消肿等治疗效果更快更持久。

4. 适应证、禁忌证

(1)适应证:颈椎病、肩周炎、腰椎间盘突出症、退行性骨关节疾病、关节扭挫伤、肌肉劳损、网球肘、神经痛、肠粘连、尿潴留、胃下垂、习惯性便秘;还有脑卒中后遗症、脑性瘫痪、高血压病等。

(2)禁忌证:高热、恶性肿瘤、严重心脑疾患、孕妇、出血倾向、急性化脓性炎症、身体极度衰弱者,体内有植入式电子装置(如心脏起搏器)者。

七、超短波疗法(短波)

1. 概念:利用波长为 $10 \sim 1\,m$ 的高频电流作用于人体,治疗疾病的方法称超短波(短波)疗法。

2. 治疗作用

(1)止痛:通过抑制感觉神经,缓解肌肉痉挛,改善血液循环,促进代谢产物和致痛物质的排泄等途径使各种疼痛缓解。适用于神经痛、肌肉痉挛性疼痛和因肿胀而引起的张力性疼痛。

（2）消炎：通过增强机体免疫功能、改善局部血液循环和营养等作用，促使炎症消散，用以治疗各种感染（包括各种非特异性炎症）。

（3）创伤修复：在内生温热作用下，局部组织充血、血液循环加速、营养供给增加、刺激组织生长以促进创伤的愈合。

（4）改善血液循环：高频电热能使血管持久扩张，改善局部血液循环，因而适用于动脉无阻塞的缺血性疾病。

（5）调节神经、内分泌系统和提高各种内脏器官的功能，如肾脏泌尿功能、胃肠道蠕动分泌功能等。

3. 适应证、禁忌证

（1）适应证：① 疼痛：适用于颈椎病、肩周炎、腰椎间盘突出症、关节扭挫伤、韧带损伤、肌肉劳损、网球肘、截肢后残肢痛、骨折、腰腿痛等引起的一切疼痛。② 神经系统疾病：头痛、神经痛、神经炎、末梢神经炎、癔症性失语、癔症性瘫痪、神经性耳鸣等。③ 外科疾病：慢性溃疡、伤口延迟愈合、静脉曲张、痔、肛裂、早期冻伤等。④ 内科：支气管炎、肺炎、膀胱炎、胃炎、溃疡病等。⑤ 皮肤病：皮肤瘙痒症、湿疹、脱发等。⑥ 其他：雷诺病、口腔溃疡等。

特别是对人体各系统炎症有非常明显的治疗效果。炎症早期超短波能使炎症过程向正常方向逆转。对有化脓倾向的炎症，可能被控制而不致化脓。当脓肿已形成，可使病灶局限化，尽快成熟，以便于切开排脓。在破溃或切开引流通畅的情况下，可促使坏死组织脱落，分泌物减少，并能加速肉芽组织的生长，有利于创口的愈合。超短波对炎症的作用，主要基于非热效应对炎症组织的影响，如使机体免疫功能增强或降低细菌的活力等。另实验证明，在超短波作用下网状内皮系统功能有显著增加；炎症组织中钙离子增多，钾离子减少，伤口分泌物的pH值趋向碱性反应；脱水作用可使炎症病灶干燥,从而使急性炎症的发展受到抑制。

（2）禁忌证：恶性肿瘤、活动性肺结核、高热、出血疾病、孕妇、安装心脏起搏器、金属异物等禁用,感觉障碍慎用。

八、微波电疗法

1. 概念：应用波长为1 m ～ 1 mm特高频电磁波经特制辐射器作用人体治疗疾病的方法,称微波疗法。目前多采用三维微波治疗仪产生的波长为1 m ～ 1 mm(300 MHz ～ 300 000 MHz)的特高频电磁波经特制的辐射器作用于人体以治疗疾病。

2. 治疗作用

（1）热作用：微波辐射机体后,组织吸收微波能量,可引起组织细胞中离子、水分子和其他偶极子的振荡,因互相摩擦而使电能转变为热能。由于组织的温度升高,引起一系列生理反应,其中最明显的是组织内动、静脉显著扩张,血流速度及血液循环显著增强。有人统计组织中的血流量可增加50%。这种局限性深部温热作用是微波治疗作用的特点。微波的温热作用有以下治疗作用：① 止痛：微波的热直接抑制感觉神经,或温热冲动在传导过程中干扰或阻断疼痛的传导而直接止痛。微波还通过以下途径达到间接止痛作用：由于微波的温热效应扩张血管,促进血液循环,改善组织营养,减轻或消除组织缺血性疼痛；热还可以解除肌肉痉挛,减轻肌肉和血管痉挛性疼痛；温热作用还减轻水肿,清除致痛物质,纠正酸中毒。② 可使代谢过程加强、局部营养改善、组织再生能力提高。③ 降低神经、肌肉兴奋性,较长时间的缓解肌肉痉挛而解痉、止痛。④ 促进炎症消退等作用（减轻或改善组织缺氧、加速炎性产物清除、增强巨噬细胞吞噬能力、加速肾上腺皮质激素生成、对一些细菌直接抑制或杀灭作用)。

（2）特殊作用：反复接受强度不大的微波辐射后，机体内虽不引起明显的温度升高，却能引起神经系统及其他方面某些变化，如条件反射活动受抑制、嗜睡、心动过缓、血压下降等。

3.技术特点：对促进慢性炎症因子吸收、解痉止痛、减轻水肿疗效较好；不足之处是作用部位深度仅 3 ～ 5 cm，不能达深层肌肉组织。

4.适应证、禁忌证

（1）适应证：① 疼痛：适用于颈椎病、肩周炎、腰椎间盘突出症、退行性骨关节病、关节扭挫伤、韧带损伤、肌肉劳损、网球肘、截肢后残肢痛、骨折等引起的一切疼痛。② 神经系统疾病：头痛、神经痛、神经炎、末梢神经炎、癔症性失语、癔症性瘫痪、神经性耳鸣等。③ 外科疾病：慢性溃疡、伤口延迟愈合、静脉曲张、痔、肛裂、早期冻伤等。④ 内科：支气管炎、肺炎、膀胱炎、胃炎、溃疡病等。⑤ 皮肤病：皮肤瘙痒症、湿疹、脱发等。⑥ 其他：雷诺病、口腔溃疡等。

（2）禁忌证：恶性肿瘤、活动性肺结核、高热、出血疾病、孕妇、安装心脏起搏器、金属异物、眼睛区域、儿童生长的骨骼、孕妇腰腹部、男性生殖器（睾丸）、骨骼隆起部位、皮肤感觉丧失区域、有水和油渍的皮肤、涂有软（药）膏的区域、局部缺血器官、老年痴呆症等禁用；有感觉障碍者慎用。

九、射频治疗（体外高频热疗机）

1.概念：严格地讲，射频是指无线电波的频率。在医学界，大功率输出的高频、超高频及特高频电磁波称为射频。应用射频对人体的热作用治疗疾病的方法，称为射频疗法。

2. 治疗作用：① 热效应生理作用：促进血液循环、降低感觉神经兴奋性、加强代谢、增强免疫功能、降低肌肉及结缔组织张力；② 非热效应生理作用：加快机体生长发育速度、加快神经纤维再生、加强白细胞吞噬作用、使急性炎症发展受阻等。

3. 技术特点：① 具有热效应和非热效应两种治疗方式；② 高频电热效应透热深、治疗范围广、热强度恒定；③ 对消炎、镇痛、消肿及促进渗出液吸收治疗作用好。

4. 治疗剂量：① 无热量：适用于炎症和外伤等疾病的急性期、局部血液循环障碍、感觉障碍的治疗；② 微热量：适用于亚急性、慢性炎症和各种慢性疾病；③ 温热量：适合各种慢性疾病；④ 热量：用于恶性肿瘤的治疗。

5. 适应证及禁忌证

（1）适应证：肩周炎、网球肘、腰椎间盘突出症、腰肌劳损、膝关节滑膜炎、踝关节扭伤、风湿性关节炎、肌炎、胃炎、膀胱炎、前列腺炎、良性前列腺增生及妇科盆腔炎、附件炎、痛经、卵巢囊肿等治疗。大功率（1 000 W以上）高频电在肿瘤周围组织温度达到43℃时，肿瘤内部温度可达48～53℃，对恶性肿瘤有治疗作用。

（2）禁忌证：活动性肺结核、高热、出血倾向、头部、孕妇下腹部、安装心脏起搏器、有金属异物的部位等禁忌，有感觉障碍者慎用。

十、红外线疗法

1. 概念：应用红外线治疗疾病的方法称红外线疗法。红外线波长为760 nm～400 μm，在可见光谱红光之外，热作用比红光大。

2. 治疗作用：

（1）改善局部血液循环：红外线辐射机体时，能量被皮肤及皮下组织吸收转变为热,引起血管扩张。

(2)促进局部渗出物的吸收:局部血液循环的改善,促进渗出物的吸收,渗出物移除后组织张力下降,肿胀减轻。

(3)降低肌张力:红外线辐射可减低骨骼肌和胃肠平滑肌的张力。

(4)镇痛:红外线对神经痛、局部组织肿胀引起的疼痛、肌痉挛性疼痛、缺血性疼痛、炎症性疼痛都具有显著的镇痛作用。

(5)消炎:由于改变了局部血液循环,促进了局部渗出物的吸收,有明显的消炎作用。

3. 技术特点:波段在 8 ~ 12 μm 红外线疗效为最佳,因为它与机体内部的红外辐射频率相接近,产生共振,易被机体所接收。波长在 6 μm 以下和 15 μm 以上光线透过皮肤极少。当前宣传的特定电磁波、频谱仪、波谱仪都是以 8 ~ 12 μm 波长为中心的远红外辐射器,其治疗作用主要为热效应。在治疗作用与适应证应用方面因与红外线没有太大差异,应划归为红外线治疗法的范畴。

4. 适应证及禁忌证

(1)适应证:关节炎、神经炎、神经痛、慢性胃炎、慢性伤口或慢性溃疡不愈合、术后粘连、瘢痕等。

(2)禁忌证:恶性肿瘤、活动性肺结核、高热、出血疾病、眼睛区域、皮肤感觉丧失区域等,有感觉障碍者慎用。

附:特定电磁波治疗

特定电磁波治疗器:俗称"神灯""TDP",核心部件——TDP治疗板是经特别选定的30多种元素作为涂层制成,在温度的作用下,能产生出带有几十种元素信息、能量的电磁波,对生物体具有消炎、消肿、镇痛、减少渗出、促进血液循环、改善微循环、促进自身调节机制、增强免疫功能、提高酶活性、加强新陈代谢、促进上皮生长和修复等作用。TDP治疗器价格便宜，操作简单，安全、实用。广泛用于运动损伤、骨折及手术后的伤口愈合、软组织损伤疾病等。

适应证和禁忌证详见红外线疗法。

十一、紫外线疗法

1. 概念：应用紫外线治疗疾病的方法称紫外线疗法。

2. 治疗作用：

（1）长波紫外线　波长范围为400～320 nm。主要治疗作用：与光敏剂配合治疗银屑病、白癜风。

（2）中波紫外线　波长范围为320～275 nm。主要治疗作用：促进上皮生长、加速再生过程，可引起色素沉着，用于抗佝偻病等。

（3）短波紫外线　波长范围为275～180 nm。主要治疗作用：可引起蛋白质和核酸结构的变化，具有很强的杀菌作用。

3. 适应证、禁忌证

适应证：痈、蜂窝组织炎、丹毒、静脉炎、溃疡、伤口、压疮等外科感染；支气管哮喘、慢性支气管炎、肺炎、胸膜炎、肌炎、风湿性及类风湿关节炎等内科疾病；神经痛、神经炎、玫瑰糠疹等神经科疾病及皮肤病；宫颈炎、阴道炎、盆腔炎、百日咳、小儿肺炎、佝偻病等妇儿科疾病；以及扁桃体炎、外耳道炎、角膜溃疡、眼睑炎等五官科的疾患。

禁忌证：活动性肺结核、重度心力衰竭、皮肤癌变、肾炎、尿毒症、严重的肝功能不全、皮肤对紫外线过敏者如红斑狼疮活动期、急性泛发性湿疹等，着色性干皮症、中毒和伴发热或发疹的传染病。食用能引起光化性皮炎的蔬菜、植物的患者等也不宜进行紫外线治疗。

十二、超声波疗法

1. 概念：超声波是每秒振动频率在20 000 Hz以上的机械振动波，采用超声波治疗疾病的方法，称超声波疗法。通常治疗中应用超声波的频率范围为400 kHz ～ 3 MKz，而最常用的频率是800 kHz。

2. 治疗作用：超声波主要通过机械刺激效应对机体产生的震动、按摩作用，超声波被组织吸收后产生的温热作用及各种理化作用治疗疾病；当超声波作用于人体后，超声能在体内以机械、热及多种理化效应影响到机体，使局部的肿胀、渗出减轻，血液循环改善，并可见病变区毛细血管产生，因此对瘢痕和神经损伤后以肿胀压迫或瘢痕组织影响的病变，超声波有较好的作用。另超声波还可使结缔组织胶原纤维束分散，并使其粘固物质分离，因而对治疗瘢痕有效。

（1）首先是作用区局部，由于超声波所产生的多种效应对局部形成一种刺激动因，并且直接影响到局部的组织活动、营养代谢和功能状态，使作用区得到直接的治疗效果。

（2）局部的超声刺激动因和局部治疗作用引起组织的变化，又可以通过神经反射系统和神经体液影响到相应的器官与部位，调整相应器官的功能状态。达到全身治疗和反射性治疗的作用。

3. 适应证与禁忌证

（1）适应证：坐骨神经痛、肋软骨炎等软组织损伤，脑卒中后遗症、冠心病、心绞痛、瘢痕和硬结等。

（2）禁忌证：恶性肿瘤、活动性肺结核、高热、出血倾向、安装心脏起搏器和支架、孕妇下腹部、睾丸部位、有金属异物的部位、急性化脓性炎症、血栓性静脉炎、放疗和化疗期间等，有感觉障碍者慎用。

十三、磁疗法

1. 概念：应用磁场因子作用于机体以达到防治疾病的方法，称为磁场治疗法，简称磁疗。常用的磁疗方法有静磁疗法、动磁疗法和交变磁场疗法。静磁疗法就是将磁铁片或磁铁珠贴敷到人体的皮肤上，产生恒定的磁场治疗疾病的方法。动磁疗法就是磁场较强的磁铁柱装在旋转磁疗机上，使磁铁随着转动，产生脉动磁场治疗疾病的方法。交变磁场疗法就是将交流电磁疗机的治疗头接触于治疗部位，通电后产生交变磁场，治疗疾病的方法。

2. 治疗作用：① 镇痛：磁疗对多种原因引起的疼痛有效，其原因可能与降低末梢神经兴奋性，使痛阈升高等有关。② 镇静：一定强度的磁场对大脑皮质有抑制作用，可促进入睡，延长睡眠时间；缓解肌肉紧张，减轻瘙痒。③ 消炎：磁疗法对慢性炎症有效，对急性炎症也有一定的治疗作用。抗炎作用可能是增强人体免疫防护功能和改善局部血液循环。④ 消肿：临床上可见皮下水肿，深部静脉炎、静脉曲张所致肢体肿胀，经磁疗后肿胀消退或明显减轻。这可能与改善局部微循环、抗渗出等作用有关。⑤ 刺激经穴：常用磁片敷贴穴位治疗相应的疾病。⑥ 降血压和降血脂作用：磁场加强大脑皮质的抑制过程，对自主神经有调节作用，改善微循环。磁场能使胆固醇的碳氢长链变为短链，成为多结晶中心加上红白细胞的转动，胆固醇不易沉着于血管壁上而易排出。

3. 主要特点：① 适应证广，疗效较好，具有镇痛、消炎、消肿、止泻、镇静、降压等作用。② 无痛苦、无损伤、比较安全。③ 使用方法简单易学，一般只要将产生磁场的器具固定置于治疗部位或穴位上即可。④ 省时省事，特别是磁片贴敷，患者贴敷后可1～2周复诊1次。

十四、中药熏蒸治疗

1. 治疗原理：借助含有中药有效成分的热气流（温度控制在 35 ～ 50℃），作用于病变部位，通过温热效应、经络效应和药物渗透效应，促使腠理疏通，脉络调和，活血化瘀；加速血液循环，促进新陈代谢，增强机体抗病能力，从而达到消炎、止痛、消肿、祛风除湿、强筋壮骨的功效。

2. 技术特点：① 具有温热效应、经络效应和药物渗透效应三种治疗作用；中药蒸汽通过皮肤、经络穴位及孔窍的渗透、转运、吸收，可直达病灶，达到药物治疗、疏通经络、调和气血、内毒外排、扶正祛邪的目的；② 适应证广、疗效好。

3. 适应证、禁忌证

（1）适应证：颈椎病、肩周炎、腰椎间盘突出症、腰椎滑脱症、腰肌劳损、膝关节骨性关节炎等慢性软组织损伤，强直性脊柱炎、股骨头坏死、慢性附件炎、盆腔炎、痛经、闭经等慢性疾病以及胃脾虚寒、风寒湿痹症等。

（2）禁忌证：严重高血压、心脏病、高热、孕妇、出血性疾病、肺结核活动期、身体极度衰弱、体内有植入式电子装置、皮肤破损及温度感觉缺失者等。

十五、冲击波疗法

1. 概念：冲击波是一种通过振动、高速运动等导致介质快速或极速压缩而聚集产生能量的具有力学特征的声波，可引起介质的压强、温度、密度等物理性质发生跳跃式改变。它是利用设备产生的冲击波，通过水囊或其他方式耦合进入人体，聚焦于病灶，达到治疗疾病的方法。

2. 冲击波的物理学特性和生物学效应

（1）物理学特性包括：① 机械效应，即当冲击波进入人体后，在不同组织的界面处所产生的加压和撤压后牵张效应；② 空化效应，即存在于组织间液体中的微气核空化泡在冲击波的作用下发生振动，当冲击波的强度超过一定值时，发生的生长和崩溃所产生的效应；③ 热效应，即冲击波在生物体内传播过程中，其振动能量被组织吸收所产生的效应。

（2）生物学效应包括：① 组织损伤修复重建作用；② 组织粘连松解作用；③ 扩张血管和血管再生作用；④ 镇痛及神经末梢封闭作用；⑤ 高密度组织裂解作用；⑥ 炎症及感染控制作用。

3. 技术特点：冲击波治疗劳损性疾病过程简单、非侵入式，对患者伤害较小；镇痛作用比其他理疗设备更明显，治疗肩周炎尤佳。

4. 适应证、禁忌证及不良反应

（1）适应证：① 骨组织疾病：骨折延迟愈合及骨不连、成人早期股骨头坏死、月骨坏死、距骨坏死、舟状骨坏死、膝关节骨性关节炎、跟骨骨刺；② 软组织慢性损伤性疾病：肩周炎、肩峰下滑囊炎、肱二头肌长头肌腱炎、钙化性冈上肌腱炎、肱骨外上髁炎、肱骨内上髁炎、腕管综合征、股骨大转子疼痛综合征、弹响髋、髌前滑囊炎、足底筋膜炎、跟腱炎；③ 其他骨骼肌肉功能障碍：脑卒中后肌痉挛、皮肤溃疡等。

（2）全身因素禁忌证：① 出血性疾病：凝血功能障碍患者可能引起局部组织出血，未治疗、未治愈或不能治愈的出血性患者；② 治疗区域存在血栓：该类患者禁止使用体外冲击波疗法，以免造成血栓栓子脱落引起严重后果；③ 严重认知障碍和精神疾病患者。

（3）局部因素禁忌证：① 肌腱、筋膜断裂及严重损伤患者；② 体外冲击波焦点位于脑及脊髓组织者、位于大血管及重要神经干走行者、位于肺组织者；③ 关节液渗漏患者：易引起关节液渗出加重；④ 治疗部位存在骺板。

（4）不良反应：① 治疗部位局部血肿、瘀紫、点状出血；② 治疗部位疼痛反应短时间增强；③ 治疗部位局部麻木、针刺感、感觉减退；④ 高能量体外冲击波可能导致局部神经、血管损伤；⑤ 接触性皮炎。

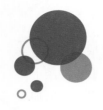

附录一
脊柱——百病之源

　　脊柱具有支撑躯干、保护内脏、保护脊髓和进行运动的功能，是人体的中轴骨骼，几乎所有的脑部发出的神经都经由脊椎到达人体的各个器官。研究证明，临床上许多慢性病、疑难病症的病因源于脊柱，脊柱的异常涉及神经、消化、呼吸、内分泌、生殖、泌尿、循环、运动等系统的病症。一旦脊椎位置出现异常，便会对周围的组织特别是神经、血管造成刺激或压迫，导致相应的器官功能异常，出现诸多看上去与脊椎毫不相关的疾病。这些疾病涉及内科、外科、神经科、内分泌科、妇科、儿科、耳鼻喉科、眼科、口腔科及皮肤科等。许多患者辗转多家医院、多个科室，疾病未能得到根本的诊治，就是由于未能解决脊椎病变的原因。脊柱问题不仅可以引起颈肩腰腿痛和肢体麻木，而且还可以引起头痛、头晕、失眠、多梦、耳鸣、耳聋、视力减退、血压异常、胸闷、胸痛、心律失常、血糖增高、腹痛、腹胀、痛经、性功能障碍、下肢水肿等病症（表1）。

表1　脊柱异常可能引起的病症一览表

脊　椎	对应身体的部位和区域	可能产生的症状
颈1	头部血液供应、头皮、大脑、交感神经	头（皮）痛、头晕、失眠、健忘、倦怠、精神恍惚、面瘫、高血压、心动过速

（续　表）

脊　椎	对应身体的部位和区域	可能产生的症状
颈2	双耳、视神经、听觉神经	耳鸣、重听、失声、头昏、偏头痛、烦躁、斜视、近视、眼干涩、心动过速、过敏、高血压
颈3	脸颊、外耳、牙、颊、三叉神经、交感神经	湿疹、粉刺、甲亢、牙痛、颈痛、三叉神经痛、胸闷、心动过速、咽部异物感
颈4	鼻、唇、嘴、咽	鼻炎、咽部异物感、牙痛、口腔溃疡、三叉神经痛、呃逆、肩酸痛、落枕、心动过缓
颈5	声带、腺体、咽喉	眩晕、视力下降、声音嘶哑、咽喉炎、食管不通、上臂痛
颈6	颈部肌肉、腕、大拇指、扁桃体	气管炎、哮喘、扁桃体炎、心动过缓、低血压、上肢麻痛、手腕酸痛、甲状腺炎
颈7	甲状腺、肩关节、肘关节	畏寒、甲状腺炎、吞咽困难、心房纤颤、低血压、上肢尺侧麻木、疼痛
胸1	前臂、食管、气管	哮喘、咳嗽、呼吸不畅、左上胸痛气短、肩部僵硬、手腕痛、手软无力
胸2	心脏、冠状动脉、气管、食管	心脏病、心肌炎、气喘、咳嗽、食管炎、肩胛痛
胸3	肺、胸膜、支气管	支气管炎症、肺炎、咳嗽、感冒、心悸、胸膜炎、腋下痛
胸4	胆囊、胆总管	胆囊疾病、胆结石、黄疸、肋间痛带状疱疹、癣、背部僵硬、胸痛、胸闷、长叹气、乳房痛
胸5	肝、腹腔神经从、循环系统	肝病、发热、低血压、贫血、胃炎、易倦、关节炎、血液循环不良、乳房痛
胸6	（脾）胃、胰腺	胃痛、上腹胀痛、食欲不振、胃灼热感、呕吐、消化不良、口内火气大、胸部疼痛、糖尿病

（续　表）

脊　椎	对应身体的部位和区域	可能产生的症状
胸$_7$	胰腺、胃、十二指肠	溃疡、胃炎、胃痛、口臭、糖尿病消化不良
胸$_8$	脾脏	肝胆病、糖尿病、呕逆、胸闷、抵抗力下降
胸$_9$	肾上腺	过敏症、上腹胀痛、手脚冰冷、糖尿病、疱疹、麻疹、水痘、喉干
胸$_{10}$	肾脏	动脉硬化、慢性疲劳、肾炎、腹胀、易倦、血管硬化、风湿症、神经性皮炎
胸$_{11}$	肾、输尿管、膀胱	皮肤粉刺、湿疹、疖子、排尿异常、皮肤病、脸、手脚肿胀、消化不良
胸$_{12}$	小肠、肾、淋巴系统、输卵管	风湿病、不孕症、肾炎、肾结石
腰$_1$	大肠、输尿管、股四头肌	便秘、腹泻、腰痛、腰软无力、结肠炎、下腹部疼痛、输尿管炎
腰$_2$	阑尾、卵巢、输卵管	痛经、卵巢炎、输卵管阻塞、腰酸痛、腹痛、性功能减退、阑尾炎、静脉曲张
腰$_3$	性器官、子宫、膀胱、大腿外侧、膝	尿少、腹痛、月经不调、流产、膀胱病、性功能障碍、膝内侧痛无力、腰两侧痛
腰$_4$	前列腺、坐骨神经	腰痛、坐骨神经痛、脚痛、腹泻、腹胀、便秘、膀胱炎、排尿痛、尿频、月经不调、痔疮
腰$_5$	小腿、踝、足、膀胱	下肢血液循环不良、踝部无力、足冷、踝关节痛、小便不利、遗精、月经不调
骶　椎	前列腺、臀部、大腿后侧	骶髂关节痛、脊柱侧弯、臀部痛排尿异常、前列腺炎、痛经
尾　椎	直肠、肛门	痔疮、肛门瘙痒症、肛裂、尾骨痛、直肠炎

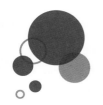

附录二
主要研究成果

（一）脊柱定位调适平衡法

张国龙,杜杰,张渤静

（解放军沈阳军区大连疗养院软伤科,辽宁大连116013）

摘要： 损伤退变性脊柱疾病是常见病,推拿手法因对其有肯定的疗效而成为非手术治疗中最常用的方法,但大多数手法治疗时间较长,且患者治疗后容易复发;我们在多年的临床实践中,摸索出一套实用而简便易行的治疗手法,即脊柱定位调适平衡法,该法筋骨并重,省时、省力,疗效确切。本文对实施该法前的诊断、治疗原则及注意事项等问题介绍如下。

关键词： 损伤退变性脊柱疾病；脊柱定位调适平衡法

中图分类号：R 681.5 文献标志码：C 文章编号：1671—3826（2009）05-0931-03

损伤退变性脊柱疾病（以下简称脊柱病）是临床常见病,治疗方法较多,但疗效不一。推拿手法是治疗脊柱病的最常用方法,由于手法治疗脊柱病的机制还不十分清楚,缺乏令人信服的证据；各种手法操作不够规范化,无权威客观的疗效判定标准等原因,影响了手法的进一步发展。我们在多年的临床实践中,发现脊柱病是由于各种原因改变了脊椎间的相互关系，使脊柱失去了本应维持的功能，导致发生脊柱病和脊柱源性疾病。为此，我们采用手法纠正脊椎间的相互关系，调整脊椎到正常或相对正常的位置，从而达到治疗目的。同时提出了脊柱定位调适平衡法。该手法是在学习和借鉴当代手法和理论的基础上，结合多年临床实践，总结、提炼、创造而形成的治疗脊柱病的一套手法。此法疗效确切，立竿见影，省时、省力，不受条件限制，易于推广。

1　损伤退变性脊柱疾病的诊断

依据主诉及触诊、检诊等检查，结合影像学改变，确定患病部位，即采用三步定位诊断法：① 神经定位诊断：依据主诉的麻、痛等不适症状，初步确定发病的脊椎节段。② 触诊、检诊定位诊断：发病脊椎节段（颈、胸、腰）的活动范围有一定障碍，患椎处脊椎曲线成角、僵直、反向、加深等；触诊有椎体位移征，有关的韧带、肌肉等软组织有压痛、肿胀、剥离、钝厚、变硬、摩擦音等病理性阳性反应物；各项检查支持上述诊断。③ 影像学定位诊断：符合损伤性脊柱疾病诊断并排除他科疾病。

2　脊柱定位调适平衡法的定义及基本手法

2.1定义　脊柱定位调适平衡法是在解剖生理学的定位下，采用相应的手法，对治疗部位的运动节段空间序列进行适宜的调整，使脊柱达到整体的平衡，简称调衡法。

2.2基本手法　具体分以下三步：第一步，外平衡手法（软组织松解手法）：即于患椎上下及棘旁两侧肌肉起止点、压痛点等软组织损害部位，行点压、揉捏等松解手法3～5分钟，缓解局部软组织的痉挛状态。第二步，内平衡手法（关节调整手法）：即通过旋、牵、扳、按等复合手法对治疗部位的运动节段空间序列进行适宜性的调整，解除脊柱关节的运动受限。第三步，整体平衡手法：对相关、相邻组织的整体性调理。如颈椎病常合并上胸段及肩背部软组织改变，腰椎病常合并胸段或骨盆的改变等。

上述三步手法,局部与整体结合,软组织与骨关节并重,使脊柱达到整体平衡。在临床实际治疗中大多合并运用,一般软组织松解手法在先,其次为关节调整手法、整体平衡手法。

3 脊柱定位调适平衡法的具体操作手法

3.1 颈椎手法

3.1.1 坐位调衡法 患者端坐,颈肩部自然放松,医者立于其身后,首先触诊确定患病部位,然后实施下述手法。① 外平衡手法:对患椎两侧及头颈部、肩背部软组织损害部位行点揉、点压、捏拿等松解手法3～5分钟;② 内平衡手法:以患椎棘突向右偏歪为例,医者一手拇指顶推高隆偏歪的棘突,另手及前臂曲侧夹持下颌并抱住头部,向上牵引并向患侧旋转,使成角落于患椎,当力量传至患椎时,顶推患椎之拇指,向前外侧顶推,两手协同用力,觉指下关节轻微错动,并常伴有声响,嘱患者头颈处中立位[2];③ 整体平衡手法:将顺患椎棘旁肌筋,行镇定手法点按,对有代偿改变的头颈部或肩背部相邻、相关组织进行调整或松解;④ 坐位调衡法的特点:手法稳、准、轻、巧、安全,治疗确切,尤其对颈曲变直或反向者,通过拇指顶推力的方向和大小调整颈椎曲度,立竿见影。

3.1.2 卧位调衡法 患者仰卧,医者立于床头,首先触诊确定患病部位,然后实施下述手法。① 外平衡手法:对患椎两侧、上下及肩背部软组织损害部位行点揉、点压、捏拿等松解手法3～5分钟;② 内平衡手法:一手托患者颈枕部,一指定位于患椎棘突偏歪侧(或关节突关节),另手扶持下颌略施加牵引,将头转向患侧,同时双手调整屈颈角度,使成角落于患椎,至最大限度的瞬间双手协调用力,轻微顿挫旋转,即感指下关节轻微错动,并常伴有声响;③ 整体平衡手法:将顺棘旁肌筋,行镇定点按手法,对有代偿改变的头颈部或肩背部相邻、相关组织进行调整或松解。前屈角度:C_{1-3}:

$0 \sim 15°$、C_{3-5}: $15° \sim 30°$、C_{5-7}: $30° \sim 40°$；④ 卧位调衡法的特点：患者卧位，容易放松，有床面依托旋转角度可控，适用于坐位紧张的患者治疗。

3.2 腰椎手法

3.2.1 坐位调衡法 患者端坐于调衡椅（也可坐于方凳，须助手固定），医者坐于患者身后，首先触诊确定患病部位，然后实施下述手法。① 外平衡手法：对患椎棘旁两侧及上下痛区行软组织松解手法，3 ~ 5分钟；② 内平衡手法：以患椎棘突向右偏歪为例，嘱患者右手放于头顶部，左手放于胸前，医者左手拇指顶推向右偏歪的棘突，右手经患者右腋下，伸向对侧握住患者左肩部，嘱患者随医者右手引导，前屈并向右后侧旋转，当力量传至患椎时，两手协同轻巧用力，当即拇指手下觉轻微错动，并常伴声响；③ 整体平衡手法：捋顺患椎棘旁肌筋，行镇定点按手法，并对有代偿改变的相邻、相关组织进行调整，如胸段及骨盆等；④ 坐位调衡法的特点：手法稳、准、轻、巧，疗效确切，省时省力，常常可立竿见影。

3.2.2 卧位调衡法之一 患者俯卧于治疗床上，医者立于患侧，首先触诊确定患病部位，然后实施下述手法。① 外平衡手法：对患椎棘旁两侧及上下痛区行软组织松解手法，3 ~ 5分钟；② 内平衡手法：患者健侧卧位，医者面向患者，嘱患者双腿伸直并拢，一手压于患者肩部前侧，另肘压于患者臀部，示指放于患椎，缓缓相向旋转，当医者指下感到力传至患椎时，压臀之肘顿压，可感到患椎轻微错动，并常伴声响；③ 整体平衡手法：捋顺患椎棘旁肌筋，行镇定点按手法，视病情轻重，可对有代偿改变的胸背部或腰臀部组织进行手法松解或调整；④ 卧位调衡法之一的特点：患者卧位容易放松，身体冠状面与治疗床面成角小，确保治疗安全。

3.2.3 卧位调衡法之二 患者俯卧于治疗床上，医者立于患侧，通过触诊确定患病部位，然后实施下述手法。① 外平衡手法：

对患椎棘旁两侧及上下痛区行软组织松解手法3～5分钟；② 内平衡手法：患者俯卧，躯干上半部固定，术者一手拇指按压于患椎间棘旁，另手置患者健肢膝上使髋过伸，一助手牵引患肢，当术者指下有牵开感时，健肢向患侧扳动扭转腰部，指下感到患椎轻微错动，并常伴声响；③ 整体平衡手法：捋顺患椎棘旁肌筋，行镇定点按手法，视病情轻重，可对有代偿改变的胸背部或腰臀部组织进行手法松解或调整；④ 卧位调衡法之二的特点：患肢牵引力较大，牵引、旋转合力作用于患椎处，定位准确，适用于腰椎间盘突出较大者的治疗。

3.3　胸椎手法

3.3.1　坐位调衡法同腰椎坐位。

3.3.2　卧位调衡法之一　患者俯卧，胸前垫薄枕，医者立于患侧，首先触诊确定患病部位，然后实施下述手法。① 外平衡手法：对患椎棘旁两侧及上下痛区行软组织松解手法，3～5分钟；② 内平衡手法：双手掌重叠置于高隆的患椎之上，约成45°，嘱患者深呼吸，于呼气时向前下方有限度的顿压，可觉掌下轻微错动，并常伴声响；③ 整体平衡手法：捋顺患椎棘旁肌筋，行镇定点按手法，视病情轻重，可对有代偿改变的相关组织进行松解或调整；④ 卧位调衡法之一的特点：克服了上胸段旋转调衡力臂较短不易操作的缺点。

3.3.3　卧位调衡法之二　患者俯卧，胸前垫薄枕，医者立于患侧，首先触诊确定患病部位，然后实施下述手法。① 外平衡手法：对患椎棘旁两侧及上下痛区行软组织松解手法，3～5分钟；② 内平衡手法：双手分压于患椎棘旁1.5 cm处，嘱患者深呼吸2～3次，于呼气末双手协同相向用力（与患椎旋转方向相反）压挫，可觉掌下轻微错动，并常伴声响；③ 整体平衡手法：捋顺患椎棘旁肌筋，视病情轻重，可对有代偿改变的相关组织进行松解或调整；④ 卧位调衡法之二的特点：与患者密切配合，需用巧力、寸劲。

上述疗法既可单独应用，也可同时使用，如椎管外软组织损害为主者，以外平衡手法为主，1次/天，也可配合中药熏蒸、热敷、针刀、银质针等治疗；以椎管内软组织损害为主者，以内平衡手法为主，2～3次/周，并辅以静脉给药及局部药物注射等治疗；椎管内外混合型者，上述方法辩证使用，并注重脊柱整体平衡的调整。需要强调的是内平衡手法在调衡瞬间常伴响声，但治疗中不应追求声响，应以指下感觉为准，手法轻巧，切忌粗暴、蛮力。

4 损伤退变性脊柱疾病的治疗原则及应注意的问题

4.1 损伤退变性脊柱疾病是由于急慢性损伤致单（多）个椎体位移，脊柱内外平衡失调所致，因此，治疗的原则应恢复脊柱的整体平衡功能，使之协调一致；从而胜任日常工作和生活。其有时表现为一个活动节段的一系列变化，当一个运动节段持久失稳后，必然使该运动节段上下相邻运动节段最终失去平衡与稳定，多节段病变是继发于单节段病变的必然表现，有时表现为某一着力点部位的损伤，如没有得到及时有效的诊治或调养，则可能导致积累性损伤和加速退变，从而影响到脊柱的整体平衡功能。因此，手法纠正患处解剖（椎体）位移，恢复脊柱平衡乃治疗之关键。手法是医生诊治水平在施术瞬间的表达，（有时触诊手法在某种意义上，既是检查也是治疗，在检查的同时完成治疗）。既不是盲目的套路推拿按摩手法，也不是关节整复手法的反复运用，应是对疾病把握的关键治疗，在疾病的不同阶段，实施何种手法、实施部位、轻重应有所不同。如多部位多节段损伤，常表现为以一个节段损伤为主，即所谓"多节治其稳"，以达到牵一发而动全身之效；对于慢性病例在重点治疗原发病部位的同时，应酌情适时给予上下代偿节段的调整，使脊柱恢复适应生理功能或代偿功能的曲线，达到整体平衡。

4.2 X线片为损伤退变性脊柱疾病的常规检查，可作为诊断与鉴别诊断之用；CT、MRI等影像学检查对损伤退变性脊柱疾病诊断有重要的参考价值，影像学改变并非与疾病一一对应，损伤退变性脊柱疾病的诊断应以症状、体征为主，参考影像学改变。有相当一部分疾病现有的影像学检查不能够准确反映出来。疾病的发展变化在时空上是四维的，即脊柱在空间的结构变化和在时间上的病理改变；因而，我们的诊治思维也应是四维的，千万不能笃信影像。

4.3　脊柱定位调适平衡法是高科技含量的新方法，其操作手法应符合解剖学及人体生物力学原理，手法应做到稳、准、轻、巧；即以安全、高效、绿色为治疗理念，强调在确保安全、疗效确切的基础上，以最短的时间、最小的力量治疗疾病。摒弃了以往治疗针对性差、耗时、大力、成套的治疗手法。经大量临床验证，疗效确切，大多数病例有立竿见影之效，很有推广应用意义。

5　适应证与禁忌证

5.1　适应证　损伤退变性脊柱疾病，如颈、胸、腰椎小关节紊乱症（落枕、颈部扭伤、岔气、肋间神经痛、急性腰椎小关节滑膜嵌顿、腰肌劳损等）、颈椎病、腰椎间盘突出症、腰椎管狭窄症、腰椎滑脱症；脊柱源性疾病，如颈源性高血压、颈源性头痛、颈源性视力减退、耳鸣、腰源性腹痛、腹泻等脊柱源性消化、泌尿、呼吸、内分泌系统疾病。

5.2　禁忌证　对于合并有脊柱肿瘤、结核、血液疾病等出血性疾病禁用；身体极度衰弱者慎用；孕妇的腰骶部、臀部、腹部慎用；各种脊柱骨折、脱位、体内有金属固定物不宜使用；寰枕、寰枢椎发育畸形、椎管骨性狭窄、椎体间骨桥形成者慎用；严重的心、脑、肺疾病，如原发性高血压等慎用或禁用。（2009年10月第37卷第五期《临床军医杂志》）

参考文献

[1] 魏征.脊柱病因治疗学［M］,香港：商务印书馆,1987,38.

［2］冯天有.中西医结合治疗软组织损伤的临床研究［M］.北京：中国科学技术出版社,2002,59,102.

［3］王福根.常用软组织损伤手法治疗［J］.人民军医,1981.3,58—60.

（二）结构针刺法

针对基层官兵软组织伤病的发病情况及基层部队卫勤保障特点,张国龙于2015年创立了结构针刺法。结构针刺法源于传统针刺并借鉴松筋针、银质针、针刀等原理而创立的一种新的快速针刺疗法。针刺患处阿是穴、邻近部位高应力点等病理性阳性反应点,至病变处出现酸麻胀重感并行针后即可出针。该针法适用于治疗颈肩腰腿痛等软组织伤病,其作用主要为松解肌肉、筋膜等软组织,降低组织内压,改善微循环,调整生物力学平衡,矫正病理性移位。针刺效应既有"针出痛消"的即时止痛效应,又有调整结构,恢复肢体平衡的作用。该针法疗效确切,易于掌握,不受时间、地点等条件限制,每次施术2～5分钟,行针手法后即可出针不需要留针,适合基层部队推广应用。

操作方法：首先触诊确定患病部位,根据针刺需要使患者处于有利于针刺的舒适体位,术者立于患侧,局部皮肤暴露,用75%酒精消毒皮肤,左手拇指切按穴位,右手将针刺入穴位,待手下有沉涩而紧感（即得气）时停止进针（患者则有酸麻胀重感）,右手拇指、示指捻转使针下沉紧并连续小幅度提振3次,指按穴位即可出针。如未得气可调整针刺角度和深浅后再行行针手法；实证行逆时针捻转（泻）行针,虚症行顺时针捻转（补）行针；如用于补法时,可用消毒棉球揉闭针孔,勿令出血；用于泻法时,则不按闭针孔,而使邪气外泄。

（三）全身麻醉状态下的银质针疗法

　　颈肩腰腿痛是临床常见病、多发病。银质针疗法治疗颈、肩、腰、腿痛等软组织损害性疾病疗效显著,但在治疗重症软组织损害时,因病变区域较大,治疗范围广,针感强烈,必须分区分次实施治疗;同时因施布针数多,患者易产生恐惧及肌肉紧张变形,使术者操作困难,针刺的准确性、安全性受到影响。2010年第一次在厄瓜多尔执行援外医疗任务时,由于受医疗条件限制,缺乏中药和中医诊疗设备,只有一双手和数量有限、规格不全的一些银质针。为了解决广大患者病痛,在我国驻厄大使馆的大力支持下购买补全了各种规格的银质针,将西医的麻醉技术和中医的银质针疗法相结合,开展了全身麻醉状态下的银质针疗法。该疗法既继承了银质针疗法即时镇痛,远期治痛的优点,又创造性的与全身麻醉相结合,从而消除了患者在针刺过程中的心理恐惧和痛觉反应;患者全程无痛、肌肉完全处于放松状态,使得针刺的准确性、安全性大大提高,并且多个病区的治疗一次完成,大大缩短了疗程,提高了临床治愈率。

　　全身麻醉状态下的银质针疗法,对于重症软组织损害患者经1～2次治疗便可好转或治愈,并且疗程短、见效快,损伤小、安全性高,是一项造福广大患者的新技术。银质针主要是由80%白银,20%红铜、锌、镍铸制而成,其治疗特点:① 针身较长,容易刺准深层病变软组织的发病部位;② 针身较粗,不会发生因肌肉过度收缩引起的断针或滞针;③ 质地较软,可沿骨膜下的骨凹面弯曲走行至主要发病部位,以扩大治疗面;④ 银质针除具有与一般针刺相同的作用外,还有热疗(艾灸)以及类似软组织外科松解术的作用。该疗法的思路以软组织外科学理论基础为依据,确定软组织损害的病变所在,即椎管外骨骼肌-骨膜连接区域(压痛点)为针刺部位;也就是严格按照软组织外科学解剖定位进行治疗,部位、方向、深度及所布施的针数均有明确的限定,犹如施行软组织松解手术,经1周后治疗部位疼痛锐减,1～3个月大多可消除疼痛征象,其疗效持久。治疗时患者于无菌室进行全身麻醉后,依次行定位、局部皮肤消毒、针刺、加装艾灸或银质针导热仪、温针、起针、无菌敷料覆盖、送病房或观察室休息。实施此项技术需要在治疗过程中确保患者生命体征平稳。

(四)全身麻醉状态下银质针治疗腰椎间盘突出症41例疗效分析

张国龙　路爽

(沈阳军区大连疗养院软伤科全军软组织伤病康复中心,116013)

【摘要】在赴厄瓜多尔执行援外医疗任务中实施全身麻醉状态下银质针疗法配合脊柱定位调适平衡法治疗腰椎间盘突出症41例,治愈率为92.68%。其特点是疗程短、见效快、损伤小、安全性高,随访3～12个月,疗效巩固。

【关键词】腰椎间盘突出症;全身麻醉状态;银质针;咪达唑仑;异丙酚

腰椎间盘突出症是临床常见病、多发病,大部分是由于损伤、劳损、退变、风寒湿等因素所致[1],严重地影响了人们的日常生活和工作。2010年4月～2013年11月先后2次赴厄瓜多尔执行援外医疗任务,在运用针刀、常规银质针疗法治疗大量颈肩腰腿痛病例的基础上,创造性地实施了全身麻醉状态下银质针疗法配合脊柱定位调适平衡法治疗腰椎间盘突出症共41例,取得显著的临床效果,现报告如下。

1 资料与方法

1.1 研究对象 41例腰椎间盘突出症患者均来源于两次医疗援助厄瓜多尔期间厄三军总医院门诊,男33例,女8例;年龄18～65岁,平均(43.34±11.56)岁;病程1～15年,平均病程(5.15±3.27)年。其中14例有腰椎间盘突出症手术史(术后相邻节段椎间盘突出8例,术后症状无改善再次手术2例)。患者已排除下列情况:① 严重的心脑血管病、肾功能衰竭。② 月经期、妊娠或贫血衰弱。③ 血小板减少等血液疾病或有出血倾向。④ 局部皮肤有过敏性或感染性疾患。

1.2 诊断标准根据症状、体征,结合CT或MRI确诊,即采用三步定位诊断法,① 神经定位诊断:根据主诉的腰腿麻痛等不适症状,初步确定腰椎的发病节段。② 触诊、检诊定位诊断:腰部活动受限,腰椎侧弯,腰椎曲线变直、反向等;腰部触诊具有"四大体征"[2]即患椎棘突位置偏歪、患椎上下棘突间隙不等宽、患椎棘突旁压痛或伴有向下肢放射痛、患处棘上韧带有条索样纵行剥离,触之钝厚,压痛明显。③ 影像学定位诊断:CT或MRI符合腰椎间盘突出症诊断并除外椎间盘巨大突出及严重的椎管狭窄。

1.3 治疗方法 全身麻醉状态下银质针疗法,患者先行体检,符合行全身麻醉及银质针治疗,于无菌室依次行麻醉、定位、消毒、针刺、温针、起针。① 全身麻醉:患者入室后面罩吸氧,开放静脉通道,常规进行ECG、HR、BP、SPO$_2$等监测,根据患者的情况给予麻醉剂。一为快速短效麻醉剂异丙酚,在患者仰卧位施行大腿根部及膝关节等部位银质针治疗时采用,便于控制,且药物作用时间短;二为苯二氮䓬类咪达唑仑,在患者俯卧位施行腰背部、臀部等部位银质针治疗时采用,便于保持自然呼吸,且药物作用时间较长。在上述两种技术中均配合使用阿片类药瑞芬太尼，并且预防性应用抗生素及胃保护剂。麻醉药物的使用剂量根据患者体质量千克用量的1/3剂量起始施药。② 定位：采取仰卧或俯卧位，调节治疗床使之有利于治疗及患者舒适的体位，在软组织损害部位正确选取阳性反应点，确定治疗部位及范围用记号笔于皮肤作标记。③ 消毒：针刺部位用0.3%～0.5%碘伏常规皮肤消毒。④ 针刺：选择无菌、长度合适的银质针对治疗部位的深层病变组织行先直刺后斜刺直至引出较强的针感为止，针感与软组织损害程度成正比，针间距约1.0 cm，针与针之间皮肤用纯棉布块遮盖，以防艾火燃烧时艾灰脱落灼伤皮肤。⑤ 温针：在每一枚银质针尾端加装2 cm×1.5 cm艾条一柱燃烧。⑥ 起针：待艾火熄灭去除艾灰针凉后起针，针眼涂0.3%～0.5%碘伏，无菌纱布覆盖，观察室休息3小时，3天内患处勿洗浴，并免受风寒。第2次针刺，间隔10天。脊柱定位调适平衡法[3]，隔日1次，5次为一疗程，共治疗2个疗程，随访3～12个月。

1.4　疗效评价疗效评定标准　根据患者治疗前后的临床症状、体征积分，并进行自身前后对照比较，以此来评价全身麻醉状态下银质针疗法治疗腰椎间盘突出症的疗效。

1.4.1　病情程度判定标准：① 腰腿部疼痛的VAS评分，正常：无腰腿部疼痛，0分；轻度：活动时稍感疼痛，1分；中度：疼痛较剧，但尚可忍受，2分；重度：疼痛剧烈难忍，甚则不敢活动，3分。② 局部压痛评分，正常：无压痛，0分；轻度：稍感压痛，1分；中度：压痛明显，2分；重度：压痛非常明显，甚而拒做检查，3分。③ 下肢麻木评分，正常：无麻木，0分；轻度：偶有麻木，麻木较轻，1分；中度：麻木较重但尚可忍受，时发时止，2分；重度：麻木难以忍受，持续3分钟以上，3分。④ 活动受限评分，正常：腰部活动无异常，0分；轻度：活动稍感受限，1分；中度：活动明显受限，2分；重度：基本不能活动,3分。⑤ 直腿抬高试验评分,阴性0分;阳性1分。

1.4.2　疗效判定标准参照《临床疾病诊断依据治愈好转标准》[4]拟定,治愈:腰腿痛(麻)基本消失,腰部活动功能正常,直腿抬高60°以上,恢复原工作;好转:腰腿痛(麻)减轻,腰部活动功能改善;无变化:症状、体征无明显改变。

1.5　统计学方法采用SAS 9.1.3统计软件,计量资料用($x \pm s$)描述,用 t 检验或 t' 检验;计数无等级资料用 χ^2 检验,计数等级资料用CMH方法检验。$P < 0.05$ 为差异具有统计学意义。

2　结果

41例中,行1次全身麻醉状态下银质针治疗31例,10例行2次治疗,治愈38例(92.68%),好转3例(7.32%),无变化0例,总有效率100%。腰腿部疼痛、局部压痛、下肢麻木、活动受限、直腿抬高试验自身前后比较差异有统计学意义($P < 0.05$,表2)。其中直腿抬高试验治疗前34例阳性,治疗后转为阴性。随访3 ～ 12个月,平均(6.77 ± 2.51)个月,疗效巩固。

表2　治疗前后症状、体征变化情况比较表[n(%)]

症状	治 疗 前				治 疗 后			
	正常	轻度	中度	重度	正常	轻度	中度	重度
腰腿疼痛	0(0)	9(21.95)	25(60.98)	7(17.07)	39(95.12)	2(4.88)	0(0)	0(0)
局部压痛	0(0)	0(0)	18(43.90)	23(56.10)	33(80.49)	8(19.51)	0(0)	0(0)
下肢麻木	31(75.61)	9(21.95)	1(2.44)	0(0)	40(97.56)	1(2.44)	0(0)	0(0)
活动受限	0(0)	2(4.88)	27(65.85)	12(29.27)	38(92.68)	3(7.32)	0(0)	0(0)

腰腿疼痛应用CMH方法，Mantel-Haenszel$\chi^2 = 65.324\,0$，$P < 0.001$（$P < 0.05$）差异有统计学意义；局部压痛应用CMH方法，Mantel-Haenszel$\chi^2 = 70.796\,9$，$P < 0.000\,1$（$P < 0.05$）差异有统计学意义；下肢麻木应用CMH方法，Man-tel-Haenszel$\chi^2 = 8.067\,7$，$P = 0.004\,5$（$P < 0.05$）差异有统计学意义；活动受限应用CMH方法，Mantel-Haenszel$\chi^2 = 70.528\,9$，$P < 0.000\,1$（$P < 0.05$）差异有统计学意义；直腿抬高试验应用Fisher精确检验$P = 2.220E - 16$（$P < 0.05$）差异有统计学意义。全身麻醉状态下银质针疗法配合脊柱定位调适平衡法治疗腰椎间盘突出症治愈率高、疗效巩固，治愈率为92.68%。

3　讨论

腰椎间盘突出症是由于急、慢性损伤致椎体位移椎间盘突出脊柱内外平衡失调所致[3]。本次临床观察中14例患者有腰椎间盘突出症手术史，有的腰腿痛、腰部活动受限仍未解决，有的术后相邻节段椎间盘突出；这些症状、体征是由椎管内、外等多因素引起的，手术治疗只切除了椎间盘突出的部分，但脊柱关节的位移和椎管外软组织损害性无菌性炎症仍然存在，脊柱失衡问题仍未解决，导致症状残留和相邻节段腰椎关节负荷增加而椎间盘突出。

银质针疗法将针刺和热疗相结合可有效松解病变软组织，促进血液循环，消除肌痉挛和初期肌挛缩，临床治愈率达90%以上[5]；但在治疗重症软组织损害性疾病时，因软组织损害范围大，施布针数多，需要分区分次治疗，且针感强烈，患者易产生恐惧，导致肌肉紧张变形，使术者操作困难，针刺准确性、安全性受到影响，疗程相对较长。全身麻醉状态下银质针疗法既继承了常规银质针疗法治痛的优点，又创造性的与全身麻醉相结合，从而免除了患者心理恐惧以及针刺过程中的疼痛和肌紧张；治疗中，虽有两例患者在俯卧位实施过程中出现呼吸缺氧问题,但麻醉师通过调整颈部位置以及使用口咽导套管缺氧问题很快解决。两种疗法的优势叠加,使多个病区的治疗一次完成,避免了因分区、分次治疗期间可能出现的软组织应力失衡反应,大大缩短了疗程,经1~2次治疗便可治愈或好转。同时配合脊柱定位调适平衡法,纠正椎体位移改变了突出间盘与神经根的关系,达到了脊柱内外平衡协调一致,从而有效的治疗腰椎间盘突出症。具有损伤小、见效快、安全性高的优点,大大缩短了疗程,提高了临床治愈率。

(2014年12月 第23卷第12期《中国疗养医学》)

参考文献

[1] 李义凯.软组织痛的基础与临床[M].香港:世界医药出版社,2011:334-343.

[2] 冯天有.中西医结合治疗软组织损伤的临床研究[M].北京:中国科学技术出版社,2002:18-21,100.

[3] 张国龙,杜杰,张渤静.脊柱定位调适平衡法[J].临床军医杂志,2009,37(5):931-933.

[4] 孙传兴.临床疾病诊断依据治愈好转标准[M].第2版.北京:人民军医出版社,1998:41-182.

[5] 宣蜇人.宣蜇人软组织外科学[M].上海:文汇出版社,2002:290,444-445.

(五)世界中医药大讲堂:第72讲

题目:脊柱软组织伤病的四维疗法

讲者:张国龙

单位:全军软组织伤病康复中心

本期视频知识点

1. **核心技术**：脊柱定位调适平衡法、针灸、结构针刺、针刀、银质针、椎管内硬膜外腔药物注射、颈椎关节囊药物注射、腰椎小关节药物注射、深部透热疗法、神经根封闭及各部位软组织封闭术等。

2. **核心疾病**：颈椎病、颈部扭挫伤、颈椎间盘突出症、胸椎小关节紊乱症、腰椎后关节紊乱症、腰椎间盘突出症、腰椎滑脱症、腰椎管狭窄症、椎体压缩性骨折、强直性脊柱炎以及头痛、头晕、耳鸣、耳聋、血压异常、血糖升高、腹痛、腹胀、下肢水肿等脊柱源性疾病。

3. **四维疗法概念**：采用手法、针法（结构针刺/针刀/银质针）、药物对脊柱软组织伤病进行治疗的同时，给予身心调理（心理疏导、健康教育、功能锻炼等）的一种系统疗法。

4. **治疗原则**：筋骨并重、中西结合、辨证施治、整体调理

5. **手法概况**：分为外平衡手法（软组织松解手法）、内平衡手法（关节调整手法）、整体平衡手法。

作用：调整椎体位移，松解椎旁肌痉挛，增大椎管容积，改变突出间盘与神经根的位置关系，恢复脊柱平衡。

6. **针法概况**：结构针刺、针刀、银质针主要是治疗椎管外软组织损害性疾病。其作用是松解粘连、瘢痕及挛缩组织，解除神经卡压，降低组织内压，改善微循环，调整生物力学平衡，矫正病理性移位。

7. **药物概况**：骶管注射——主要治疗椎管内无菌性炎症，改善病变部位的血液循环，稀释并带走病区的代谢产物，抑制神经组织对组织胺反应，阻断疼痛的恶性循环。此外，还可视病情给药，如全身炎性症状重者可给予静滴消炎、脱水药物；局部炎性重者给予神经根封闭、局部软组织封闭，还可外用或口服消肿止痛、活血化瘀、驱寒去痛的中西药制剂等。

8. **理法概况**：即身心调理法，包括心理疏导、健康教育、功能锻炼等。

视频链接：https：//www. medmeeting. org/sjzy/video/158977

扫一扫 观看视频

附录三
部分媒体报道摘要及照片、院士题词

"中国医生拥有一双奇妙的手！"

"中国医生拥有一双奇妙的手！"在"赤道之国"厄瓜多尔首都基多，记者多次听到人们如此称赞正在这里执行援外任务的中国军医张国龙。

29岁的保罗10年来饱受脊柱疼痛的折磨，当地医生认为保罗无药可医。张国龙查体后确诊保罗为脊柱小关节紊乱。几个疗程后，保罗的状况逐渐好转，最后一个疗程结束时，原本行动不便的保罗恭敬地对张国龙行了一个90°的鞠躬，动情地说："你让我圆了外出旅行的夙愿。有一天，如果我能去中国旅行，我一定要去拜访你。"说到此处，保罗潸然泪下。

中医针灸科主任埃德温·格拉曾在中国学习针灸，对中医有一定的了解。他说，一开始他对张医生要开展的独特中医技术持怀疑态度，但一个个类似保罗这样让当地医生束手无策的患者的康复使他心悦诚服。埃德温说，他现在是张国龙虔诚的"粉丝"，每当张医生对患者进行问诊、治疗时，他都站在一边观摩，并对重点手术进行拍照和录像。埃德温说，原本对中医半信半疑的其他厄瓜多尔医生也对张主任的精湛医术刮目相看。皮肤科、急诊科、骨科、神经外科的科主任都曾接受张国龙的治疗，也将他们解决不了的疑难杂症患者转诊给张国龙。

厄瓜多尔陆军司令路易斯·帕特里希奥将军因腰椎间盘突出症进行了腰椎间盘摘除手术。张国龙对他施行一次全麻下银质针治疗和手法正骨后腰痛症状就显著好转。将军公务繁忙，张医生就利用周末休息时间为他治疗。治愈后的路易斯将军特意携带印加文化工艺品来院赠予张国龙，热情拥抱并嘱咐他："一定要带回中国，这是厄中两军友好合作的见证。"

（摘自新华社2011年3月24日报道）

厄瓜多尔人民称赞他"针厉害"

厄瓜多尔有着"赤道之国"之称，但因地处海拔2 900 m的高原，气候湿冷、缺氧，很多当地人患有骨关节病、脊柱退变、腰腿痛等疾病。

一天，张国龙接诊了一位名叫罗萨的患者。8个月前，她因脊柱椎体压缩骨折进行了手术治疗，但病情并没有好转，剧烈的疼痛让她全身不能动弹，简直痛不欲生。为了止痛，她不得不大量服用吗啡及其他止痛药、镇静剂等。

在张国龙的精心治疗下，罗萨很快痊愈。随之，一个"张国龙医生'针厉害'"的神话在厄瓜多尔迅速传开。

在援厄的一年时间里，张国龙不但治愈了许多病人，还帮助厄瓜多尔三军总医院组建了针灸科，并担任了顾问。在他的技术指导下，厄瓜多尔很快有了一支自己的中医医疗队，治愈的患者也越来越多，张国龙收到的巴拿马草帽也摆满了房间。

张国龙等3名中国军医在厄瓜多尔的优异表现,受到厄瓜多尔人民的高度褒奖,军方专门在厄瓜多尔国防大学举行仪式,授予他们最高荣誉奖章——"武装力量之星"。

（摘自2011年11月25日解放军报）

妙手神针真情为兵

经过多年潜心钻研,张国龙练得一身精湛的医术,不仅掌握了30多种软伤治疗技术,还发明了"脊柱定位调适平衡法""结构针刺法"等先进诊疗方法。

张国龙始终把为兵服务、为战斗力服务当作应尽的职责。上高山下海岛、登战机入潜艇,无论巡诊条件多艰苦,张国龙从来都没有二话。作为全军软组织伤病康复中心主任、全军医疗专科中心专家,张国龙除了服务疗养员和体系部队官兵,还经常应邀赴体系外部队巡诊。去年建军节前夕,张国龙等医疗专家赴西藏执行巡诊任务,爬上海拔4 600多米的西藏边防哨所——卓拉哨所。忍着强烈的高原反应,张国龙抓紧时间为官兵诊治。

去年,张国龙被联勤保障部队评为首批"十大服务标兵"。

（摘自2018年7月解放军画报）

让"金头盔"重返蓝天

2017年6月,空军对抗空战竞赛考核已进入白热化阶段。由于常态化大载荷训练,吴其君的颈部承受了很大的压力,致使颈部疼痛活动受限,被迫停飞。该旅航医为他持续治疗了几天,也不见好转,只好给张国龙打电话求助。张国龙通过查体结合颈椎X线片诊断其为：左侧胸锁乳突肌拉伤。张国龙让吴其君坐在治疗椅上，只听"咔嗒"一声，吴其君的脖子就能转动了。

　　几天后，大连康复疗养中心主任李鉴峰带领专家医疗队赴体系部队巡诊，张国龙又特意查看了吴其君的康复情况，并为其进行了第二次针灸、手法治疗和健康宣教。1周后，张国龙再次电话询问康复情况时，航医主任高兴地说，吴其君已经痊愈，两天前已经驾驶战机重返蓝天了。

（摘自2019年5月15日解放军报）

院士题词

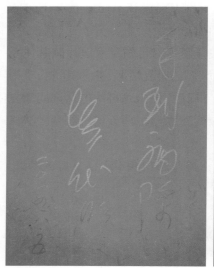

中国工程院副院长樊代明院士题词：
手到病除

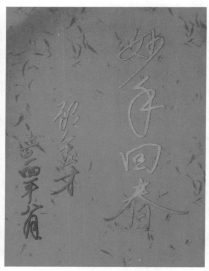

顾金才院士题词：妙手回春

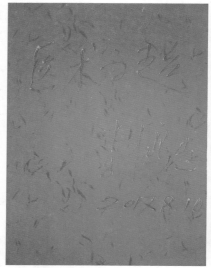

李鸿志院士题词：医术高超

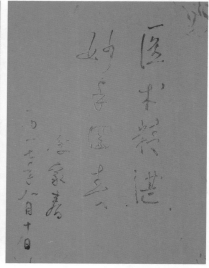

李家春院士题词：医术精湛　妙手回春

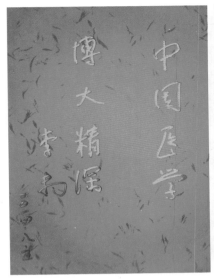 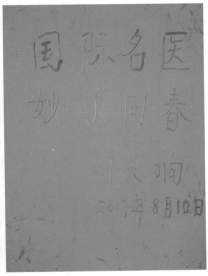

李末院士题词：中国医学　博大精深　　刘大响院士题词：国际名医　妙手回春

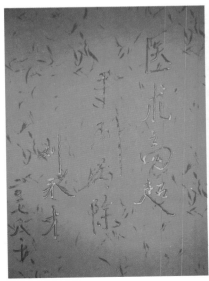 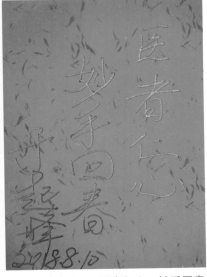

刘永才院士题词：医术高超　手到病除　　于起峰院士题词：医者仁心　妙手回春

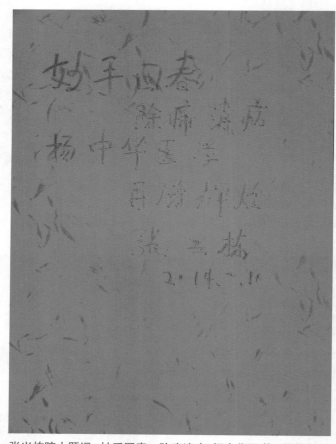

张兴栋院士题词：妙手回春　除痛消病 扬中华医学　再铸辉煌

参考文献

［1］ 马勇.中医筋伤学［M］.北京：人民卫生出版社,2012.

［2］ 冯天有.中西医结合治疗软组织损伤的临床研究［M］.北京：中国科学技术出版社,2002.

［3］ 曹仁发.中医推拿学［M］.北京：人民卫生出版社,2016.

［4］ 宣蛰人.宣蛰人软组织外科学［M］.上海：文汇出版社,2002.

［5］ 李义凯.软组织痛的基础与临床［M］.香港：世界医药出版社,2011.

［6］ 卢小刚,代远斌.腹腔镜腰交感神经节切除术的解剖学基础及临床应用［J］.第三军医大学学报,2007,29（11）：1116-1117.

［7］ 世界中医药大讲堂第72讲‖张国龙：脊柱软组织伤病的四维疗法世界中联2019年5月13日.

附图

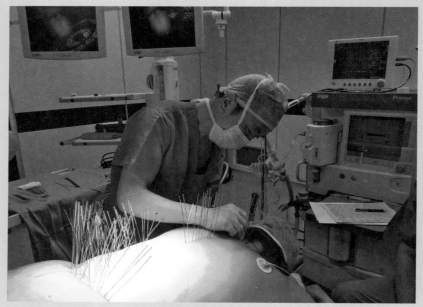

首次开展全身麻醉状态下银质针疗法

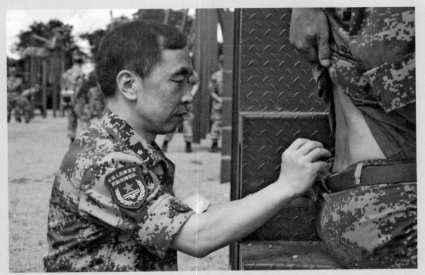

在训练场进行针刺治疗

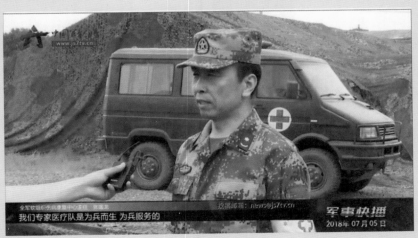

2018年7月5日 CCTV-7

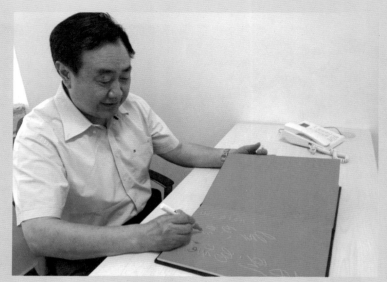

樊代明院士治疗后题词

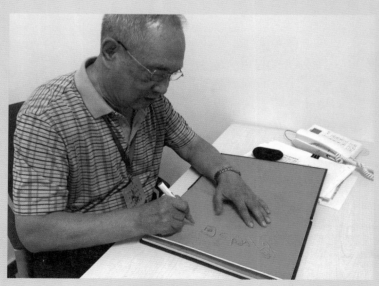

顾金才院士治疗后题词

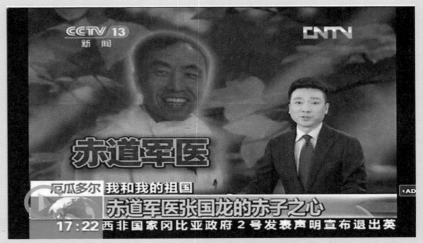

2013年10月3日CCTV-13国庆特别节目

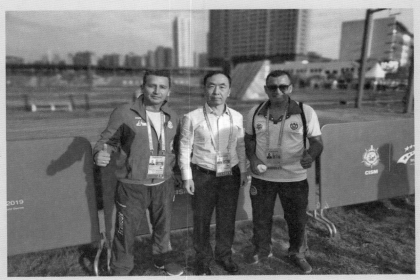

第七届世界军人运动会医疗会诊专家

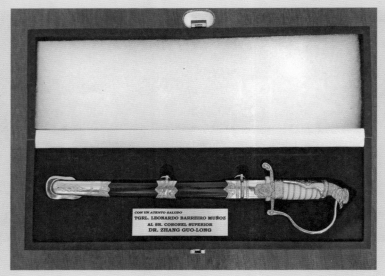

三军总司令赠送的礼物

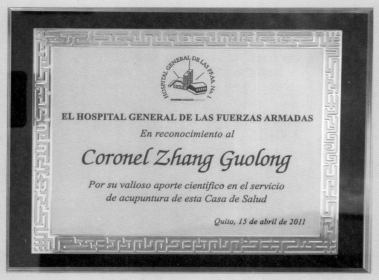

武装力量总医院感谢张国龙上校为本院针灸科所作出的宝贵医学贡献